FIBROMYALGIE

Heilung ist möglich

PROF. DR. MED. DR. HABIL. JOHANN A. BAUER

FIBROMYALGIE

Heilung ist möglich

Alles über Entstehung, Diagnose, schulmedizinische Therapien

Schmerzfrei durch neue Behandlungsformen

Knaur

Leitmotiv Schmerz

Schmerz ist privat. Schmerzen sind Privatsache einzig der Person, die von ihnen betroffen ist und qualvoll leidet – niemand sonst kann wirklich nachvollziehen oder hundertprozentig wissen, welches Leid ein von Schmerzen geplagter Mensch erfährt. Niemand kann voll und ganz den peinigenden Schmerz eines anderen erfassen. Und doch ist Schmerz sinnvoll und überlebenswichtig: Das Warnsignal schmerzvoller Empfindung wird durch einen körperlichen Reiz produziert und dient als Zeichen der Abwendung oder Beseitigung von Gefahr. Ohne Schmerzgefühl wären wir zahllosen Angreifern und vielfältigen tödlichen Verletzungen schutzlos ausgeliefert, wir könnten nicht sehr lange überleben.

Was geschieht aber, wenn das komplizierte Sicherheitssystem der Schmerzentstehung und Schmerzempfindung fehlerhaft arbeitet? Was geschieht mit uns, wenn Störungen der Schmerzverarbeitung auftreten? Was geschieht mit uns, wenn wir keine Schmerzen mehr empfinden können oder von chronischen Schmerzen geplagt werden? Wie entstehen solche Störungen? Was können wir tun?

All diese Fragen stellen sich Menschen mit chronischen Schmerzzuständen immer wieder und suchen verzweifelt nach Antworten. Sie sind gezwungen, Tag für Tag mit Schmerzen zu leben, deren qualvolle Existenz anderen verborgen bleiben muss, deren elende Wahrheit von anderen angezweifelt wird und deren Prognose ungewiss ist. Mit diesen Fragen sind Menschen, die von einem chronischen Schmerzzustand bislang unklarer Ursache betroffen sind, in besonderem Maße konfrontiert: Menschen, die an Fibromyalgie, dem Fibromyalgie-Syndrom leiden.

Eine unsichtbare Epidemie

Blickt man zurück auf die letzten zwei Jahrzehnte, könnte man durchaus von einer Epidemie sprechen: In bestimmten Regionen ist fast ein Zehntel der Bevölkerung von chronischen Schmerzen unbekannter Ursache bzw. einer Fibromyalgie betroffen, Millionen Amerikaner und Deutsche leiden daran, vor allem Frauen. Medizin und Wissenschaft bemühten sich bislang vergebens, Antworten auf viele Fragen zur Entstehung der Fibromyalgie zu finden: schädliche Mikroorganismen oder Störungen des Immun-, Hormon- oder Nervensystems? Eine eindeutige Antwort gibt es bis heute nicht, stattdessen noch mehr Fragen.

Die Fibromyalgie ist eine der am häufigsten missverstandenen und fehldiagnostizierten Erkrankungen bzw. Schmerzsyndrome. Viele Fach- und Allgemeinärzte wissen wenig bis nichts über diese Erkrankung oder sind nicht mit den Diagnosekriterien vertraut. Sie stehen ihren Patienten unsicher und hilflos gegenüber, reagieren mit Ablehnung oder Unmut, bestenfalls mit ungläubigem Verständnis oder verleugnen die tagtägliche schmerzvolle Realität des Hilfesuchenden. Es ist durchaus nachvollziehbar, dass die Ärzteschaft angesichts ihrer therapeutischen Ohnmacht und dem fehlenden Wissen über die Ursprünge dieser Erkrankung vor dem Fibromyalgie-Patienten kapitulieren muss. Ärztliche Resignation hilft den Betroffenen aber nicht, verurteilt sie im Gegenteil zu einer jahrelangen Odyssee von Arzt zu Arzt.

Auch die breite Öffentlichkeit ist über die Fibromyalgie nur unzureichend informiert. Dies, obwohl diese Erkrankung nicht nur den Betroffenen schwer behindert, sondern auch lang dauernde schwere Störungen im gesamten persönlichen Umfeld hervorrufen kann: Beruf, Partnerschaft und Familienleben leiden wie der Patient selbst. Allzu leicht führt dieses Unwissen dazu, Menschen mit Fibromyalgie als „Simulanten“, „eingebildete Kranke“, „Drückeberger“, „Verrückte“ oder „Rentenbetrüger“ zu stigmatisieren. Dabei kann es jeden zu jeder Zeit treffen! – Die Fibromyalgie macht keine sozialen oder rassischen Unterschiede!

Der ganze Mensch leidet

Für die Medizin ist es an der Zeit umzudenken. In Bezug auf die Fibromyalgie und zahlreiche andere Erkrankungen ist die Abkehr vom engen fachspezifischen Blickwinkel und die Hinwendung zum Leiden des ganzen Menschen gefordert. Die Behandlungsmöglichkeiten der Fibromyalgie sind schon heute fachübergreifend, ganzheitlich und interdisziplinär: Sie umfassen Arzneimittel zur Beeinflussung des Nervenstoffwechsels und zur Schmerzbekämpfung, alternative Naturmedizin, Nahrungsergänzungsmittel und traditionelle chinesische Medizin, Physiotherapie und Psychotherapie, Yoga und Meditation sowie die Quadrantenschmerz-Intervention.

Fibromyalgie ist eine Störung der untrennbaren Einheit von Körper und Psyche. Die Antwort auf die Frage, ob der heutige rasante Lebensstil, gnadenlose Leistungsanforderungen, Entscheidungserwartungen unter unbarmherzigem Zeitdruck in einer Welt hochkomplizierter Zusammenhänge und ein Leben im Dauerstress die körperlich-psychische Integrität vieler Menschen überfordern oder zerstören, muss zunächst offen bleiben. Viele Hinweise sprechen jedoch dafür, dass die Fibromyalgie-Epidemie der postmodernen Gesellschaft auf solchen ungesunden Lebensbedingungen beruhen könnte.

Kann sich sich das seit Hunderttausenden von Jahren auf veränderte Lebensbedingungen reagierende Erbgut des Menschen innerhalb von Jahrzehnten auf die Geschwindigkeit hyperschneller Techno-Beats umstellen? Wie ist ein gesundes und schmerzfreies Leben und Überleben unter fortdauerndem körperlichem und psychischem Stress möglich? Wie kann man gelassen leben mit beruflicher Doppelbelastung, permanenter Reizüberflutung und tumbem Bürokratismus? Werden wir die ständige Angst vor Umweltrisiken und vielfältiger terroristischer Bedrohung unbeschadet aushalten können?

Hoffnung auf Hilfe

Mit dem vorliegenden Buch möchte ich allen von chronischen Schmerzen betroffenen Menschen, Patienten mit Fibromyalgie, insbesondere Frauen, sowie deren Angehörigen, Partnern und Kollegen, aber auch Ärzten und allen Interessierten aktuelle Informationen über die Ursachen und die Behandlung der Fibromyalgie zur Verfügung stellen. Und ich möchte Schmerzpatienten Mut machen – es gibt Hoffnung auf Heilung! Seit mehr als zehn Jahren haben viele meiner chronischen Schmerzpatienten von einem neuen operativen Verfahren profitiert, das auf der Grundlage anatomischer Erkenntnisse von Akupunkturpunkten entwickelt wurde – ein Verfahren, das das Wissen der Schulmedizin konstruktiv mit dem jahrtausendealten Wissen der chinesischen Medizin verbindet: die Quadrantenschmerz-Intervention.

Keine medizinische Therapie ist hundertprozentig wirksam – dies zu behaupten, wäre eine Lüge. Mit meiner Methode gelang allerdings bei der überwiegenden Mehrheit der behandelten Patienten die erfolgreiche Unterbrechung des Teufelskreises chronischer Schmerzen. Menschen, die jahrelang ohne Hoffnung auf Hilfe an Fibromyalgie gelitten haben oder sogar bereits im Rollstuhl saßen, können heute ein ganz normales Leben führen – im Beruf, mit ihrem Partner und mit ihrer Familie. Es ist mein besonderes Anliegen, einen sinnvollen Beitrag zur Verbesserung der Behandlung der Fibromyalgie zu leisten. Dieses Buch kann dabei helfen, viele Menschen vor dem Schicksal zu bewahren, ein Leben mit Fibromyalgie ohne Hoffnung auf Hilfe führen zu müssen.

Prof. Dr. med. Dr. habil. Johann A. Bauer
München/Klagenfurt 2002

Homo sapiens auf Hochgeschwindigkeitskurs

Das Fibromyalgie-Syndrom (FMS) ist eine Kombination von Beschwerden (Symptomenkomplexe) mit dem Hauptsymptom allgemeiner (generalisierter) Muskelschmerz sowie zahlreichen funktionellen, vegetativen und psychischen Störungen.

Die zahlreichen unterschiedlichen Beschwerden und Erscheinungsformen der Fibromyalgie können gegenwärtig nur beobachtet und beschrieben werden. Die Vielfalt der möglichen Fibromyalgie-Beschwerden ist *ein* Grund für die Unsicherheit der Betroffenen und der behandelnden Ärzte, die mit dieser Erkrankung konfrontiert sind. Eine überzeugende und brauchbare Definition der Fibromyalgie gibt es bislang nicht. Darüber hinaus fehlen auch verlässliche und gültige wissenschaftliche Informationen über die Ursachen der Fibromyalgie. Diese Situation soll Anlass sein, einen kurzen Blick auf die Lebenswelt des Menschen von heute zu werfen und einige grundsätzliche Fragen zu stellen.

Ist das Leben in zivilisierten hochentwickelten Industriegesellschaften ein Irrweg? Haben nicht viele Menschen die Verbindung zum wahren Ursprung ihres Lebens und Seins verloren? Sind körperliche Gefühle und Empfindungen, die uns den Kontakt mit unserer Umgebung und mit anderen Menschen ermöglichen, überhaupt noch etwas wert in einer Zeit, die uns extrem beschleunigte Handlungs- und Entscheidungsfähigkeit abverlangt? Stimulieren wirklich nur noch Extremsport- und Gewalterfahrungen elementare körperliche Empfindungen und lebendigen Nervenkitzel? Ist es tatsächlich so, dass wir die Errungenschaften der Wissenschaft und Technik überwiegend zur Zerstörung unserer Umwelt, von der unsere Existenz abhängt, nutzen? Haben wir uns von unseren existenziellen Wurzeln, von der unauflöslichen Bindung an unsere entwicklungsgeschichtliche Herkunft gelöst? Kann ein Mensch gesund sein, wenn seine Ganzheit von Körper und Geist bzw. Psyche systematisch gespalten ist?

Der griechische Philosoph Plato fragte vor mehr als 2300 Jahren, „wie wir wissen können, dass wir sind“. Dies gilt als die Geburtsstunde der Wissenschaften. Plato betrachtete Geist bzw. Psyche als Kapitän, der das Schiff des Körpers steuert. Er sah in allen sich verändernden Phänomenen auf Erden – etwa menschliche Körper, Empfindungen, Emotionen, Natur und Weiblichkeit – Unvollkommenheiten, die im Interesse der beherrschenden männlichen Prinzipien Geist und Vernunft vermieden werden müssen.

Jahrhunderte später legte der französische Philosoph René Descartes das Grundprinzip der Naturwissenschaft fest: Die Natur und die Lebewesen sind nach seiner Anschauung nur programmierbare Maschinen, die den Gesetzen der Mathematik folgen. Und im 19. bzw. 20. Jahrhundert fand der endgültige Siegeszug einer Sichtweise statt, die die Natur und den Menschen als erklärbare mechanische Erscheinungsformen betrachtete. Spiritualität und die ganzheitliche natürliche Eingebundenheit in den Kosmos wurden als nicht beweisbare Glaubensvorstellungen eingestuft.

Seit Mitte des 19. Jahrhunderts regiert die technische Medizin auf naturwissenschaftlicher Grundlage – im Wesentlichen mit dem Anspruch, körperliche Fehlfunktionen zu „reparieren". Wir können heute allerdings nicht behaupten, die moderne Medizin hätte ihrem Anspruch gemäß alle wichtigen Fragen zu Gesundheit und Krankheit überzeugend beantwortet. Trotz unbestreitbarer Fortschritte sind viele Funktionen und Störungen des menschlichen Körpers unerklärt geblieben. Wäre es deshalb nicht an der Zeit, auch in der Medizin mehr Spiritualität und ganzheitliches Denken zuzulassen? – Vieles deutet darauf hin, dass dies gegenwärtig geschieht.

Die moderne Welt mit Technik und Naturwissenschaft hat uns viele Vorteile gebracht, aber auch zu enormen Zerstörungen beigetragen. Viele Menschen in den Industriestaaten leben mit einem für frühere Generationen unvorstellbaren Komfort, der innerhalb eines unglaublich kurzen Abschnitts der Menschheitsgeschichte erreicht wurde. Aber gleichzeitig erfahren viele Menschen die Abspaltung ihrers Körpers von der natürlichen Umwelt, für die er geschaffen wurde, als Belastung. Die Bequemlichkeiten des technischen Fortschritts fordern ihren Preis: Die Städte sind überfüllt, Kriminalität und Gewalt nehmen zu, globale Umweltrisiken bedrohen uns, soziale Gegensätze verschärfen sich, der Kampf um materielle Vorteile wird härter und die Leistungsanforderungen an den Menschen steigen unaufhörlich an – beklagt sich nicht fast jeder über zu viel Stress? Suchen nicht immer mehr Menschen nach dem Sinn ihres Lebens?

Man könnte die Fibromyalgie als Erscheinungsform einer Reaktion des menschlichen Körpers auf Lebensbedingungen betrachten, die außer Kontrolle geraten sind: Wir sind sesshaft geworden – wir leben in geschlossenen Räumen, wir sind von komplizierter Technik umzingelt, die wir verstehen und beherrschen sollen – wir ernähren uns von industriell manipulierter Nahrung – und wir atmen schadstoffhaltige Luft, die wir selbst produziert haben. Kann unser Körper dies alles wirklich aushalten, ohne ernsthaft krank zu werden?

Der menschliche Organismus hat sich im Laufe von Jahrtausenden an veränderte Umweltbedingungen angepasst. Kontakte mit unserer Lebensumgebung führten zur Entwicklung eines körperlich-psychischen, lebensnotwendigen Signalsystems. Schmerz, Lust, Freude oder Abneigung haben ihren Sinn als Warn- oder Belohnungszeichen: Wenn wir uns niemals müde fühlten, würden wir uns selbst zerstören – wenn wir keinen Schmerz empfinden könnten, würden wir nicht lange überleben. Gefühle sind ein wichtiger Faktor für die Anpassung des Menschen an veränderte Umweltbedingungen.

Es ist anzunehmen, dass die optimale Anpassung an drastisch veränderte Lebensbedingungen innerhalb weniger Jahrzehnte nicht unproblematisch ist. Es könnte sein, dass viele Menschen diesen Belastungen – ohne dass sie es selbst bemerkt haben – nicht gewachsen sind, dass sie überfordert und verletzbarer sind als andere Menschen.

Die Beschwerden der Fibromyalgie betreffen den ganzen Körper, und Forschungsergebnisse zeigen, dass die wichtigsten Körpersysteme (Nerven-, Hormon-, Abwehrsystem) gestört sein können. Unter anderem ist bei Fibromyalgie wahrscheinlich die Empfindungsfähigkeit, inbesondere die Schmerzwahrnehmung und -verarbeitung gestört: Sie kann durch den kleinsten Reiz „eingeschaltet" werden. Dies weist unzweideutig darauf hin, dass „Reparaturversuche", die sich an einzelnen Symptomen orientieren, zur Behandlung der Fibromyalgie nicht erfolgversprechend sind.

Der ganze Mensch muss sich verändern. Der Lebensstil des Betroffenen sollte in Bezug auf Stressfaktoren überprüft werden, und Änderungen sind wahrscheinlich sinnvoll. Mancher Homo sapiens wird wohl oder übel den Hochgeschwindigkeitskurs verlassen müssen, um im Interesse der eigenen Gesundheit ein Leben mit mehr Gelassenheit in ruhigerem Fahrwasser anzusteuern.

Der Körper des Menschen verfügt über eine enorme Selbstheilungskraft, die wirksam unterstützt werden kann. Die besten Erfolgschancen für eine Behandlung der Fibromyalgie bieten zurzeit ganzheitlich orientierte Therapiestrategien und unkonventionelle Heilmethoden jenseits der simplen Reparaturlogik der Schulmedizin.

Was ist Fibromyalgie?

Die Fibromyalgie ist ein Krankheitszustand, der durch chronische Schmerzen in der Muskulatur und in benachbarten Strukturen gekennzeichnet ist. Darüber hinaus sind Muskeln sowie die zugehörigen Muskelhüllen und Sehnen ungewöhnlich schmerzempfindlich, wenn man mit dem Finger darauf drückt. Zahlreiche begleitende Beschwerden können beobachtet werden, etwa chronische Müdigkeit und Erschöpfung, Schlafstörungen, Kopfschmerz, Empfindungsstörungen wie Taubheit oder Kribbeln, Gelenkschmerzen, Gedächtnis- und Konzentrationsstörungen, Reizdarm- und Reizblasensymptome, Depression, „ruhelose Beine", Schwellungsgefühl in den Händen und erhöhte Kälteempfindlichkeit.

Das Fibromyalgie-Syndrom ist keine tödliche Erkrankung. Länger anhaltende chronische Schmerzen können von Phasen allmählicher Besserung der Beschwerden oder sogar völliger Schmerzfreiheit unterbrochen sein. In der Regel verschlechtern sich die Beschwerden einige Monate lang und bleiben dann innerhalb eines gewissen Schweregrads stabil, verschwinden aber meist nicht ganz. Fast alle Patienten mit Fibromyalgie-Syndrom müssen mit mittelschweren Einschränkungen ihrer körperlichen Funktionen zurechtkommen.

Da die Ursachen dieser Erkrankung unklar sind, ist dieser Symptomenkomplex während der vergangenen Jahrzehnte mit unterschiedlichen Bezeichnungen versehen worden. Mediziner sprechen bei einem Fibromyalgie-Syndrom (FMS) etwa auch von einer „chronischen, schmerzhaften muskuloskeletalen Erkrankung unbekannter Ursache."

Der Begriff Fibromyalgie ist aus drei Wortstämmen zusammengesetzt:

- „Fibro" – aus dem griechischen Wort für „Faser" (fibra) abgeleitet, ein Hinweis auf die Faserstrukturen in Sehnen (tendo), Bänder (ligamentum) und Muskelhüllen (fascia).
- „my" – aus dem griechischen Wortteil für „Muskel(gewebe)" (myo...) abgeleitet.
- „algie" – aus dem griechischen Wortteil für „Schmerz(haftigkeit)" (...algia) abgeleitet.

Betrachtet man die verschiedenen Namen der Fibromyalgie, die früher benutzt worden sind, so zeigt sich hier deutlich die große Unsicherheit über das Wesen dieser Erkrankung. Man vermutete etwa eine Entzündung von Muskelgewebe (Fibrositis), eine allgemeine Muskel-Sehnen-Erkrankung (Tendomyopathie), eine rheumatische Erkrankung (Muskelrheumatismus), unterschiedliche abnorme Spannungszustände oder eine psychische Störung (psychogener Rheumatismus). Keine dieser Vermutungen ist bislang überzeugend bestätigt worden. Der Begriff Fibromyalgie kennzeichnet zunächst nur die abnorme Schmerzempfindlichkeit der Muskulatur und benachbarter Faserstrukturen.

Der Begriff „chronisch“ bedeutet, dass Krankheitserscheinungen und Beschwerden seit mindestens drei Monaten vorhanden sind. In der Regel berichten Betroffene über jahrelang bestehende Symptome, bevor die Diagnose Fibromyalgie-Syndrom gestellt wurde.

In der Medizin weist der Begriff „Syndrom“ auf ein annähernd gleich bleibendes Muster von Symptomen hin. Syndrome sind meist Krankheitszustände, deren Ursache unbekannt ist bzw. nicht benannt werden kann. Das Symptomenmuster des Fibromyalgie-Syndroms umfasst etwa chronische allgemeine Schmerzen im Muskel- und Skelettsystem, chronische Müdigkeit, Schlafstörungen, druckschmerzhafte Punkte (Tenderpoints), Reizdarm-Beschwerden und Depression.

Schmerz hat viele Namen – gleichbedeutende und veraltete Begriffe

- Fibromyalgie – fibromyalgia (engl.)
- Fibromyalgie-Syndrom (FMS)
- Fibromyalgiesyndrom

- Fibrositis
- Generalisierte Tendomyopathie
- Muskelrheumatismus
- Myofasziales Schmerzsyndrom
- Neurasthenie
- Psychogener Rheumatismus
- Spannungsmyalgie
- Spannungsrheumatismus
- Weichteilrheumatismus

Asthenie und Neurasthenie

Krankheitsbilder chronisch erhöhter Schmerzempfindlichkeit (FMS) und chronischer Erschöpfung (CFS) sind keine neue Erfindung. Der medizinische Begriff für allgemeine Kraftlosigkeit – sowohl körperliche als auch psychische Schwächezustände – lautet „Asthenie". Dieser Zustand kann veranlagungsbedingt (konstitutionell) oder durch die Einwirkung äußerer Faktoren erworben sein.

Während der Phase der industriellen Revolution, Mitte des 19. Jahrhunderts, erschien erstmals eine medizinische Arbeit, die chronische, körperlich-psychische Erschöpfungszustände unter einem einheitlichen Begriff zusammenfasste. Der amerikanische Arzt George Miller Beard (1839–1883) interessierte sich besonders für biologische Phänomene in Verbindung mit den neu entdeckten Möglichkeiten der Elektrizität. Darüber hinaus verfasste er zahlreiche Werke, die sich mit der Psychologie und Pathologie des tierischen Magnetismus, mit Hellsehen und Spiritismus beschäftigten. Im Jahr 1869 erschien in einer Bostoner Medizinzeitschrift ein Artikel von Beard mit dem Titel „Neurasthenie der nervösen Erschöpfung" („Neurasthenia of nervous exhaustion"). Beard gab damit chronischen Erschöpfungszuständen erstmals einen Namen.

Bereits ein Jahr später wurde ein weiteres Werk von Beard, „Die amerikanische Nervosität, mit ihren Ursachen und Konsequenzen (nervöse Erschöpfung, Neurasthenie)", in die deutsche Sprache übersetzt. Auf diesem Weg wurde diese „amerikanische Krankheit" unter dem Begriff Neurasthenie auch in Europa bekannt.

Die Definition der Neurasthenie in *Dornblüths klinischem Wörterbuch* aus dem Jahr 1927 liefert eine sehr umfassende – fast aktuelle – Beschreibung vieler Symptome, die auch für die Fibromyalgie nach heutigem Verständnis zutreffen. Die Krankheitsbezeichnung Neurasthenie wurde mindestens bis in die 1940er Jahre in Deutschland weiter benutzt, geriet anschließend allerdings in Vergessenheit. Bis in die späten 1980er hinein folgte eine Zeit, in der chronische, körperlich-psychische Erschöpfungs- und Schmerzzustände fehlgedeutet oder nicht beachtet wurden. Im *Pschyrembel* aus dem Jahr 1972 wird ein solcher Zustand nur noch als Zweizeiler unter dem Stichwort „Fibrositis-Syndrom" geführt. Es herrschte große Verwirrung über die Kennzeichen und Ursachen dieser Erkrankung.

Erst seit dem Jahr 1990 existieren in der medizinischen Praxis anwendbare Kriterien, die die Diagnose der Fibromyalgie wesentlich verbessert haben. Diese „ACR Classification Criteria“ ermöglichen die Diagnose der Fibromyalgie auf der Basis der Vorgeschichte bzw. der Angaben des Patienten und einer von Röntgenuntersuchungen oder Labortests unabhängigen körperlichen Untersuchung druckschmerzhafter Punkte (Tenderpoints). Im *Roche Lexikon Medizin* 1998 werden immerhin unter den Stichworten „Fibromyalgie“ und insbesondere „generalisierte Tendomyopathie“ einige Kennzeichen des Fibromyalgie-Syndroms (FMS) genannt.

Dornblüth – Klinisches Wörterbuch – 1927

Neurasthenie – Schwäche, Nervosität, eine besondere Form der Gemütserregbarkeit, wobei die seelischen Eindrücke zu stark und zu nachhaltig sind und auch zu starke und zu nachhaltige körperliche Ausdruckszeichen bewirken. Dabei stehen oft Neigung zu Ängstlichkeit und Angst und Erwartungsneurose, und das Gefühl geistiger oder körperlicher Leistungsfähigkeit im Vordergrunde; doch können sie durch Störungen des Blutumlaufs, vasomotorische Störungen, und durch die Erscheinungen gewöhnlicher körperlicher Erkrankungen, Herz-, Magen-, Darm-, Blasen usw. Beschwerden, durch Ermüdungsgefühle, Schmerzen usw. überwogen oder verdeckt werden.

Pschyrembel – Klinisches Wörterbuch – 1972

Fibrositis-Syndrom – Zusammenfassung verschiedener Formen des Weichteilrheumatismus (Muskel- und Nervengewebe).

Roche Lexikon Medizin – 1998

Fibromyalgie – Tendomyopathie, generalisierte; evtl. Beziehung zum chronischen Müdigkeitssyndrom.

Tendomyopathie, generalisierte (polytope) – Fibromyalgie(syndrom), Fibrositis, polytope (multilokuläre) Insertionstendopathie, psychogener Rheumatismus (von manchen Autoren als eigenständiges Krankheitsbild betrachtet): polytope, mechanisch nicht erklärbare Schmerzsymptomatik an stark druckdolenten Sehnenansätzen und Muskeln (vertebral und peripher), ohne hinreichenden somatischen Befund, begleitet von vegetativen und funktionellen Störungen, meist mit offensichtlichem psychosomatischem Hintergrund.

Die heimliche Volkskrankheit

Das Fibromyalgie-Syndrom ist eine weit verbreitete Erkrankung und einer der am häufigsten vorkommenden Schmerzzustände. Es handelt sich um die zweithäufigste Erkrankung von Patienten, die einen Rheumatologen aufsuchen. Fast jeder fünfte Patient einer rheumatologischen Praxis leidet an einem Fibromyalgie-Syndrom – dies vor dem Hintergrund, dass das Fibromyalgie-Syndrom nach wie vor oft fehldiagnostiziert wird oder unerkannt bleibt. Dennoch kommt das Fibromyalgie-Syndrom häufiger vor als Gelenkrheuma (rheumatoide Arthritis), Epilepsie oder Multiple Sklerose – Krankheiten, denen wesentlich mehr öffentliche Aufmerksamkeit geschenkt wird!

Das Fibromyalgie-Syndrom ist überall auf der Welt beobachtet worden. Es betrifft alle Nationalitäten oder ethnischen Gruppen in gleicher Weise, unabhängig von sozialem Status und Rasse. 80 bis 90 Prozent der Betroffenen sind Frauen im Alter von 35 bis 60 Jahren. Kinder und Jugendliche beiderlei Geschlechts können mit gering unterschiedlicher Häufigkeit gleichfalls erkranken – bei etwa einem Viertel der Patienten einer Studie waren erste Fibromyalgie-Symptome bereits im neunten bis fünfzehnten Lebensjahr nachweisbar. Ergebnisse von Studien weisen darauf hin, dass das Fibromyalgie-Syndrom in gewissem Umfang durch erbliche Veranlagung begünstigt werden kann: Etwa 40 Prozent der Patienten mit Fibromyalgie-Syndrom berichten über Blutsverwandte mit ähnlichen Symptomen.

Schätzungen zufolge leiden in den USA etwa fünf Millionen Menschen an Fibromyalgie. In Deutschland kann man von mindestens 1,6 Millionen Betroffenen ausgehen. Die aktuellen Angaben für Italien sprechen von 50.000 bis 120.000 Menschen mit FMS oder CFS. Ergebnisse von Studien aus Frankreich belegen, dass knapp die Hälfte der Befragten innerhalb eines Jahres an Müdigkeitssymptomen gelitten hat, dass bei einem Viertel dieser

Gruppe wiederholt solche Symptome aufgetreten waren und dass ein Drittel der befragten Pariser Bevölkerung Müdigkeitssymptome ohne besondere Ursache erlebt hatte.

In Deutschland ist das Fibromyalgie-Syndrom Pressemitteilungen zufolge einer der häufigsten Gründe für Arbeitsunfähigkeit und frühzeitige Verrentung – ein heimliches Volksleiden, das auch enorme Folgekosten für die Solidargemeinschaft unseres Gesundheitswesens verursacht. Dies wären schon Gründe genug, für eine bessere Information und Aufklärung über diesen immer noch weitgehend unbekannten Krankheitszustand zu sorgen. Verstärkte Bemühungen zur Erforschung der Ursachen und neue Ansätze zur Behandlung sind dringend erforderlich.

Epidemiologie: Wer leidet an Fibromyalgie?

- etwa 2% der Gesamtbevölkerung
- Frauen sind siebenmal häufiger betroffen als Männer
- etwa 7% aller Frauen im Alter von 60 bis 80 Jahren
- in zunehmender Zahl Kinder und Jugendliche
- etwa 5 Millionen Menschen in den USA
- etwa 1,6 Millionen Menschen in Deutschland

Diagnose der Fibromyalgie

Während der 1950er bis 1980er Jahre war das Fibromyalgie-Syndrom einer der häufigsten fehldiagnostizierten und missachteten chronischen Krankheitszustände, da weitgehende Verwirrung über die Diagnose vorherrschte. Im Jahr 1990 publizierte die amerikanische Rheumatologengesellschaft (ACR) erstmals Kriterien zur Diagnose des Fibromyalgie-Syndroms. Es handelte sich zunächst um Richtlinien für die Forschung, die aber auch für die Fibromyalgie-Diagnostik in der ärztlichen Praxis sehr brauchbar waren.

Die Kriterien wurden aus Daten entwickelt, die von zwanzig verschiedenen klinischen Institutionen in den USA und Kanada stammten. Die Diagnosekriterien sind einfach zu verstehen und anzuwenden, zuverlässig (hochspezifisch, hochsensitiv) und haben sich zur Identifikation von Fibromyalgie-Patienten sehr gut bewährt.

Die Diagnose einer Fibromyalgie kann mit Hilfe der Patienten-Vorgeschichte (Anamnese) und der Tenderpoints-Untersuchung gestellt werden – Röntgenuntersuchungen und Labortetsts sind nicht erforderlich. „Tenderpoints" sind den Diagnosekriterien zufolge bei Fibromyalgie-Syndrom definierte druckschmerzhafte Körperstellen, die nicht mit den so genannten „Triggerpoints" verwechselt werden dürfen.

The American College of Rheumatology 1990
Criteria for the Classification of Fibromyalgia

1. Vorgeschichte generalisierter Schmerzen
Von generalisiertem Schmerz ist dann auszugehen, wenn die folgenden Bedingungen erfüllt sind: Schmerzen an beiden Körperhälften, Schmerzen unter- und oberhalb der Hüfte. Zusätzlich müssen Schmerzen am Achsenskelett vorliegen (Halswirbelsäule, vorderer Brustbereich, Brust- oder Lendenwirbelsäule). Tief sitzender Rückenschmerz ist als Schmerz im unteren Segment aufzufassen.

2. Schmerzen an 11 von 18 Stellen bei digitaler Palpation
Definition
Bei digitaler Palpation muss mindestens an 11 von 18 Tenderpoint-Stellen Schmerz ausgelöst werden können:
Hinterkopf: beidseits an den subokzipitalen Muskelansätzen.
Unterer Nackenbereich: beidseits am vorderen Teil des zwischen C5 und C7 liegenden Abschnitts.
Trapezius: beidseits in der Mitte des oberen Trapeziusrandes.
Supraspinatus: beidseits an den Ansätzen oberhalb der Spina scapulae im mittleren Grenzbereich.
Zweite Rippe: beidseits oben seitlich am zweiten Rippenknorpelgelenk.
Lateraler Epicondylus: beidseits 2 cm distal des Epicondylus.
Glutäalbereich: beidseits im oberen äußeren Quadranten des Gesäß in der anterioren Muskelfalte.
Trochanter major: beidseits hinter dem Trochantervorsprung.
Knie: beidseits im mittleren Breich des Fettpolsters proximal zur Gelenkfalte.
Die digitale Palpation sollte mit einer Kraft von etwa vier Kilogramm durchgeführt werden. Ein Tenderpoint muss bei der Palpation schmerzhaft sein, nicht bloß „empfindlich".

Tenderpoints – Triggerpoints – Plazebopunkte

Tenderpoints – topographisch fest definierte Punkte auf beiden Körperhälften über Muskel- und Sehnenansätzen sowie auch Gelenken. Die Mehrheit der 18 definierten Tenderpoints sind in der Regel bei Menschen mit Fibromyalgie-Syndrom druckschmerzhaft.

Triggerpoints – gut tastbare, meist strangförmige Muskelverhärtungen, die für das so genannte myofasziale Schmerzsyndrom kennzeichnend sind. Werden Triggerpoints stimuliert, kommt es zu ausstrahlenden Schmerzen bzw. zu einer umschriebenen Muskelkontraktion.

Plazebopunkte – nicht druckschmerzhafte Kontrollpunkte (im Gegensatz zu Tenderpoints) an der Stirn, am distalen Unterarm und seitlich am Fibulaköpfchen.

Die Basisdiagnostik der Fibromyalgie umfasst die Befragung des Patienten in Bezug auf aktuelle und länger zurück liegende Beschwerden (Anamnese) sowie die Tenderpoints-Untersuchung. Der Arzt drückt dabei mit dem Daumen bzw. zwei oder drei Fingern mit einer Kraft von etwa vier Kilogramm auf die definierten 18 Körperstellen. Zusätzlich kontrolliert er in der Regel nicht druckschmerzhafte Kontrollpunkte (Plazebopunkte).

Es ist allerdings häufig sinnvoll, bei chronischen Schmerzpatienten zusätzliche Untersuchungen vorzunehmen, um andere Erkrankungen auszuschließen. Dazu dienen Röntgen- und Laboruntersuchungen oder andere diagnostische Verfahren. Bei einem Fibromyalgie-Syndrom werden in der Regel Organerkrankungen fehlen und Röntgen- bzw. Laborergebnisse unauffällig bzw. normal sein. Insbesondere sind meist keine Hinweise auf Entzündungen oder rheumatische Erkrankungen nachweisbar. Auf eine Muskelbiopsie kann meist verzichtet werden.

Für das Fibromyalgie-Syndrom eindeutige (spezifische) Veränderungen der Laborwerte gibt es nicht. Virologische oder bakteriologische Befunde sind meist ohne diagnostischen Wert, die Hormon- und Neurotransmitterkonzentrationen im Blut können erhöht oder erniedrigt sein und nur auf mögliche Störungen im System der Nervenbotenstoffe (Neurohormone) hinweisen. Auch Untersuchungsbefunde in Bezug auf das Abwehrsystem (Immunologie) ergaben bislang keinen eindeutigen Nachweis eines Immundefekts. Laborchemische Analysen haben gezeigt, dass bestimmte Eiweißkörper, die körpereigenes Gewebe angreifen (Autoantikörper), in Familien mit Fibromyalgie-Betroffenen häufiger vorkommen – dies betrifft vor allem Antikörper gegen Serotonin, Ganglioside und Phospholipide und wird als Zeichen einer genetischen Veranlagung für Fibromyalgie gedeutet.

Basisdiagnostik des Fibromyalgie-Syndroms

Anamnese

- Chronische Schmerzen im Muskel- und Skelettsystem
- Chronische Müdigkeit und Erschöpfung
- Geringe Belastbarkeit
- Schlafstörungen
- Kopfschmerz
- Reizdarm bzw. Reizblase
- Menstruationsstörungen
- Psychische Störungen (Konzentration, Gedächtnis, Stimmung)

Tenderpoints

- Mindestens 11 von 18 definierten Tenderpoints sind druckschmerzhaft.

Plazebopunkte

- Höchstens drei Kontrollpunkte sind druckschmerzhaft.

Fehlende Organerkrankungen

Röntgenbefunde normal

Laborwerte normal

- Normale Entzündungsparameter
- Unauffälliges Differentialblutbild
- Rheumaserologie negativ
- Immunglobuline unauffällig

- Muskelenzyme normal
- Autoantikörper gegen Serotonin, Phospholipide, Ganglioside und Nucleoli (in 30 % bis 70 % der Fälle) positiv

Muskelbiopsie ohne Befund

Elektroenzephalogramm (EEG) normal

- Ausnahme: verändertes Tiefschlaf-EEG mit gestörter Non-REM-Phase

Die Identifikation eines Fibromyalgie-Syndroms kann nicht nur durch vielfältige mögliche Beschwerden kompliziert sein, es gibt auch zahlreiche Erkrankungen, die häufiger zusammen mit einer Fibromyalgie vorliegen bzw. Erkrankungen, die die Symptome einer Fibromyalgie „imitieren“ können. In der Medizin wird die Suche nach anderen für Beschwerden in Frage kommenden Erkrankungen als Differentialdiagnose bezeichnet. Der diagnostische Spürsinn des Arztes ist in jedem Fall gefragt, um eine Fehldiagnose und in der Folge falsche oder sogar schädliche Behandlungen zu vermeiden.

Diagnostik zum Ausschluss anderer Erkrankungen

- **Entzündung** – Blutsenkung, C-reaktives Protein
- **Organerkrankungen** – Leber (Glukose, Eiweiß, GPT), Niere (Kreatinin, Eiweiß, Urinstatus)
- **Blut** – Gesamt-, Differentialblutbild
- **Hormone** – Vitamin-D3, Prolaktin, Schilddrüsenhormone
- **Infektion** – Viren (Epstein-Barr, HIV, Herpes, Zytomegalie, Hepatitis B/C), Borrelien, Chlamydien, Yersinien
- **Immunsystem** – Autoantikörper (ANA, ENA), Schilddrüsenantikörper, Immunglobuline, Tumormarker)
- **Bildgebende Verfahren** – Ultraschall (Bauch), Röntgen (Brust), Kernspintomographie

Am häufigsten wurde die Fibromyalgie in der Vergangenheit als entzündliche bzw. rheumatische Erkrankung fehlgedeutet. Tatsächlich erkranken aus unbekannten Gründen etwa 20 bis 30 Prozent der Patienten mit rheumatoider Arthritis zusätzlich an Fibromyalgie – wird die entzündliche Gelenkerkrankung behandelt, bessern sich in der Regel zwar die Arthritisbeschwerden, nicht aber die Fibromyalgie-Symptome.

Auch mit degenerativen Gelenkerkrankungen oder Infektionskrankheiten (beispielsweise einer Zeckenbissinfektion bzw. Lyme-Krankheit) ist ein Fibromyalgie-Syndrom häufig verwechselt worden. Migräne oder ein chronisches Müdigkeitssyndrom sind hingegen oft als Begleiterkrankung zu beobachten.

Viele Patienten machen eine jahrelange Odyssee durch fast alle Instanzen der Medizin durch, bevor die richtige Diagnose Fibromyalgie gestellt wird. Je nachdem, welche Beschwerden im Vordergrund stehen, werden neben dem Hausarzt zahlreiche Ärzte unterschiedlichster Fachrichtungen aufgesucht: Augenärzte, Zahnärzte, HNO-Ärzte, Kardiologen, Urologen, Gynäkologen, Neurologen und Psychiater, Gastroenterologen, Endokrinologen, Orthopäden oder Rheumatologen – meist ohne Erfolg. In jedem Fall erscheint eine bessere Aufklärung und Information von Ärzten und Patienten dringend geboten.

Differentialdiagnose Fibromyalgie:
Erkrankungen mit ähnlichen Symptomen bzw. mögliche Begleiterkrankungen

- Arthralgie (Gelenkschmerzen)
- Arthrose (Osteoarthritis, Gelenkabnutzung)
- Chronisches Müdigkeitssyndrom (CFS)
- Degenerative Hals- und Lendenwirbelsäulenerkrankungen
- Depression
- Eosinophilie-Myalgie-Syndrom
- Generalisierte Myotendinose
- Herzklappenfehler
- HIV-Infektion
- Hypochondrie
- Hypothyreose (Schilddrüsenunterfunktion)
- Interstitielles Zystitissyndrom
- Karpaltunnelsyndrom
- Kollagenose (Sjögren-Syndrom, Sklerodermie)
- Lyme-Krankheit
- Migräne
- Morbus Bechterew
- Multiple Sklerose
- Myofasziales Schmerzsyndrom
- Osteoporose

- Polymyalgia rheumatica (Weichteilrheuma)
- Raynaud-Syndrom
- Reizblase
- Reizdarm-Syndrom
- Rheumatoide Arthritis
- Ruhelose Beine (Restless-legs-Syndrom)
- Spondylitis ankylosans
- Systemischer Lupus erythematodes
- Tendomyogelose
- Tendomyopathie

Christa – im Irrgarten der Diagnosen

Das Martyrium chronischer Schmerzen bei Christa begann vor mehr als 30 Jahren, am Tag nach ihrem 24. Geburtstag. Die attraktive und lebenslustige junge Frau erwachte mit starken Schmerzen in der linken Gesichtshälfte, im Bereich zwischen den Schulterblättern, mit Hinterkopf- und Nackenschmerzen, und die ganze linke Körperhälfte war beeinträchtigt – eine dramatische Situation für eine Linkshänderin.
Während der folgenden 35 Jahre wurden viele verschiedene Diagnosen gestellt: unter anderem Trigeminusneuralgie, Arthrose der Kaugelenke, Golfer-Arm oder Nerveneinklemmung. Es folgten ebenso zahlreiche nutzlose Therapieversuche – ohne Erfolg. Darüber hinaus begannen sich die Schmerzen auch auf die rechte Körperseite auszudehnen, vor allem auf den rechten Arm und beide Beine. Rückenschmerzen, Achillessehnenreizung, beidseitiger Fersensporn sowie ein Leistenbruch auf der rechten Seite kamen hinzu. Operationen wurden vorgeschlagen. Aber jetzt mit fast 60 Jahren wollte sich Christa nicht mehr operieren lassen. Die Folge war, dass bei Christa die Diagnose „somatoforme Störung" gestellt wurde und der Hausarzt davon überzeugt war, dass sich Christa die Schmerzen nur einbilde. Erst ein Rheumatologe klärte sie darüber auf, dass sie an Fibromyalgie leide, dass diese Krankheit unheilbar sei und durch antidepressive Behandlung gelindert werden könne.
Christa wurde am linken oberen Quadranten mit der neuen Methode der Quadrantenschmerz-Intervention operiert, nachdem die Fibromyalgie mit Hilfe der Akupressur des Dickdarm- und Lungenmeridians bestätigt worden war. Bereits eine Woche nach der Operation bemerkte Christa eine Linderung der Beschwerden, und drei Monate später war die ganze obere Körperhälfte schmerzfrei.

Symptome der Fibromyalgie

Das Fibromyalgie-Syndrom ist das Chamäleon, der „Verkleidungskünstler" unter den Krankheiten. Die Symptome und Warnzeichen der Fibromyalgie können die Symptome und Warnzeichen von mindestens 30 anderen Krankheiten „nachahmen". Beschwerden betreffen den gesamten Körper und können fast allen Organsystemen zugeordnet sein, hinzu kommen unterschiedlichste psychische Symptome. Fibromyalgie kann beispielsweise im „Gewand" sowohl der Zuckerkrankheit (Diabetes) als auch der Multiplen Sklerose auftreten.

An Organsystemen wie der Leber, den Nieren, Herz und Kreislauf oder im Darm können vielfach Beschwerden beobachtet werden. Die Atmung, das Abwehr-, Hormon- und Nervensystem können gestört sein. Und das Fibromyalgie-Syndrom kann jedes Lebensalter und Menschen jeder Hautfarbe, unabhängig vom sozialen Status, betreffen.

Die Schilderung der Symptome durch den Betroffenen ist ein wichtiger Faktor, um zur korrekten Diagnose des Fibromyalgie-Syndroms zu gelangen. Die Hauptsymptome sind chronische, im ganzen Körper spürbare Schmerzen, allgemeine Müdigkeit und Erschöpfung, verminderte körperliche Belastbarkeit, Schlafstörungen, Darm- und Blasenbeschwerden, Missempfindungen und Stimmungsstörungen.

Häufige Symptome des Fibromyalgie-Syndroms

- Chronische Muskelschmerzen
- Allgemeine Müdigkeit und Erschöpfung
- Verminderte körperliche Belastbarkeit
- Nicht erholsamer Schlaf
- Stressempfindlichkeit
- Missempfindungen (Taubheit, Kribbeln)
- Erhöhte Berührungsempfindlichkeit der Haut
- Erhöhte Empfindlichkeit bei Temperaturveränderungen
- Chronischer Kopfschmerz
- Gedrückte Stimmung (Depression)
- Ängstlichkeit
- Reizmagen, Reizdarm
- Reizblase (häufiger Harndrang)
- Kiefergelenksbeschwerden (Temporomandibularsyndrom)
- Morgensteifigkeit der Gelenke
- Prämenstruelle Beschwerden

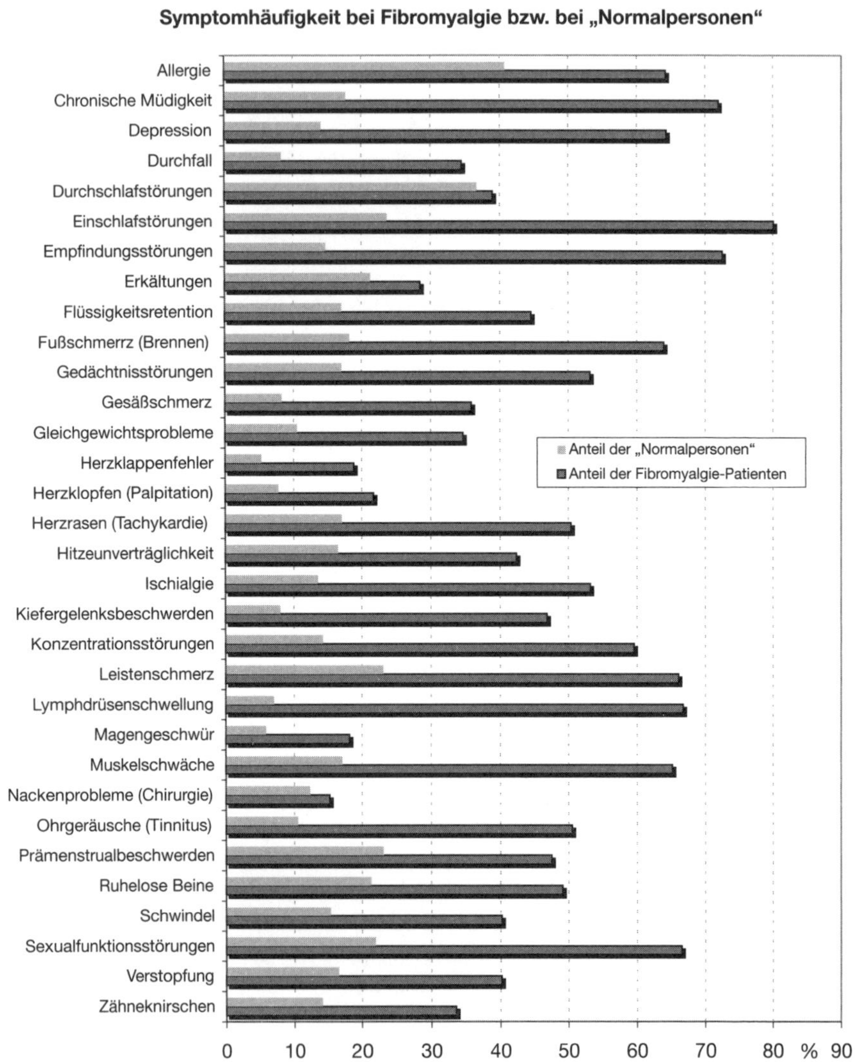

Symptomhäufigkeit bei Fibromyalgie bzw. bei „Normalpersonen“ (nach Selfridge N., Freedom from Fibromyalgia, 2001)

Schmerz

Chronische Schmerzen im Muskel- und Weichteilgewebe sind das Hauptsymptom des Fibromyalgie-Syndroms. Betroffene beschreiben ihre Beschwerden etwa mit den Worten „alles tut weh". Sie klagen über im Körper zirkulierende Schmerzen oder nagenden, tiefen, plötzlich einschießenden oder brennenden Schmerz. Diese Schmerzen können als leicht oder sehr ausgeprägt empfunden werden und „sitzen" tief in den Muskeln, Sehnen und Bändern. Auch Gelenkschmerzen sind nicht ungewöhnlich. Die Schmerzen im ganzen Körper (generalisierte Schmerzen) können so stark sein, dass die Bewegungs- und Funktionsfähigkeit des Betroffenen schwer beeinträchtigt werden.

In der Regel erwacht der Fibromyalgie-Patient bereits morgens mit Schmerzen, und seine Gelenke fühlen sich steif an (Morgensteifigkeit). Im Tagesverlauf können die Schmerzen etwas nachlassen, verschlimmern sich dann aber meist gegen Abend wieder. Je mehr man sich bewegt, desto stärker werden die Schmerzen. Kälte, feuchte Wetterlagen, Angst und individuell empfundener psychischer Stress können die Schmerzen gleichfalls verstärken. Darüber hinaus berichten viele Betroffene auch über Muskelverspannungen und -krämpfe, die bevorzugt nachts auftreten und den Betroffenen aus tiefem Schlaf reißen.

Susanne – 15 Jahre Schmerz

Damals vor 15 Jahren hätte sich Susanne niemals vorstellen können, welche Leidensgeschichte ihr bevorstehen würde. Sie war 29 Jahre alt, glücklich verheiratet und hatte zwei Kinder. Alles begann eines Abends kurz vor Weihnachten, als sie gerade vom Friseur gekommen war und in der Winterkälte mit einer Freundin ein anregendes Gespräch geführt hatte. Als Susanne nach Hause kam, war ihr Kopf ausgekühlt, und die Kälte hatte eine unangenehme Gänsehaut auf dem Gesicht hinterlassen, die über den Nacken bis zur Schulter reichte. Und am nächsten Morgen waren Schmerzen da, die sie fast ein Leben lang begleiten sollten.

Diese Schmerzen waren kaum zu ertragen. Sie nagten am Gesicht, an den Backenknochen, Kiefern und Zähnen. Susanne ließ sich in ihrer Verzweiflung vier gesunde

Zähne ziehen, aber die Schmerzen blieben. Dann begann die Suche nach wirksamer Hilfe, die Reise von einem Arzt zum nächsten. Auch zwei Operationen am Gesichtsnerv (Diagnose: Trigeminusneuralgie) blieben erfolglos.
Die Schmerzen breiteten sich allmählich aus, erfassten den Kopf, den Nacken und die Schultern. Darüber hinaus wurde Susannes rechte Hand zunehmend kraftloser, Geschirrr fiel ihr aus der Hand, in den Fingern kribbelte es, und die Hand schlief ständig ein – nichts half gegen die Schmerzen, weder die zahlreichen Arztbesuche noch die Einnahme von Medikamenten.
Die unverhohlene Schadenfreude der Schwiegereltern, die ihrem Sohn einredeten, er hätte „die Falsche" geheiratet – eine, die nach Auskunft des Dorfarztes an „eingebildeten Schmerzen leidet" – machte Susanne schwer zu schaffen. Und alles wurde noch schlimmer: Susanne hatte kaum Kraft, zu Fuß zu gehen oder gar Treppen zu steigen.
Es folgte die Diagnose Bandscheibenschaden mit dem Rat, sich operieren zu lassen. Ein Neurologe stellte gar eine Multiple Sklerose bei Susanne fest. Die chronischen Schmerzzustände hatten mittlerweile eine Depression verursacht, und Susanne konnte sich kaum mehr konzentrieren. Endlich, nach fast genau 15 Jahren Leidensgeschichte wurde die richtige Diagnose gestellt: Fibromyalgie.
Mit Hilfe der Quadrantenschmerz-Intervention gelang es schließlich, die Schmerzen von Susanne wirksam zu behandeln: Drei Monate nach der Operation waren die Schmerzen im Gesicht, am Kopf, in der rechten Schulter und im Arm verschwunden.

Tenderpoints

Vor etwa 20 Jahren entdeckten Wissenschaftler, dass über den ganzen Körper bestimmte, ungewöhnlich druckschmerzhafte Stellen verteilt sind. Man nannte diese Stellen „Tenderpoints". Diese 18, symmetrisch auf der rechten und linken Körperhälfte liegenden Tenderpoints spielen heute die wichtigste Rolle für die Diagnose des Fibromyalgie-Syndroms. Ursprünglich war nach den amerikanischen Rheumatologie-Kriterien die Druckschmerzhaftigkeit von 11 der 18 Tenderpoints die Voraussetzung für die Teilnahme an Studien zur Erforschung der Fibromyalgie.

Es können zwar auch andere Körperstellen schmerzhaft auf Druck reagieren, eine Druckschmerzempfindung an diesen besonderen Tenderpoints hin-

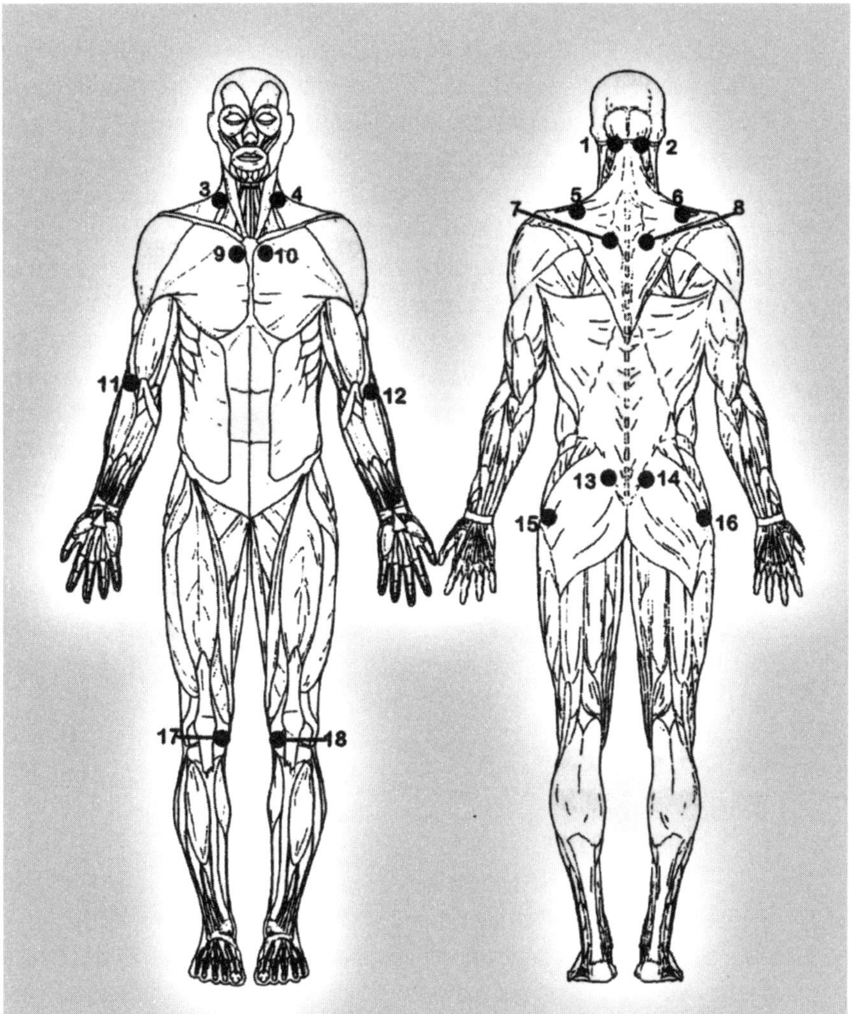

Schematische Darstellung der Tenderpoints (schmerzhafte Druckpunkte) *bei Fibromyalgie: 1–2 Hinterkopf, 3–4 unterer Nackenbereich, 5–6 Trapezius, 7–8 Supraspinatus, 9–10 zweite Rippe, 11–12 Oberarmknochenvorsprung (lateraler Epicondylus), 13–14 Glutäalmuskulatur (Gesäß), 15–16 Trochantervorsprung, 17–18 Knieinnenseite.* Nicht druckschmerzhafte Kontrollpunkte *befinden sich an der Stirn, den Schlüsselbeinen, der Außenseite der Unterarme, am Daumen, an der Rückseite der Oberschenkel und der Fußinnenseite (nach Riegel 2001)*

gegen unterscheidet Patienten mit Fibromyalgie von Patienten mit anderen Erkrankungen. Die Untersuchung der Tenderpoints erfolgt durch Druck mit dem Daumen bzw. zwei oder drei Fingern unter einer Kraftentwicklung von etwa vier Kilogramm. Gesunde empfinden in der Regel keine Schmerzen, wenn auf Tenderpoints gedrückt wird.

Mit Hilfe der Tenderpoints-Untersuchung kann bestimmt werden, wie die erhöhte Schmerzempfindlichkeit über den ganzen Körper verteilt ist. Der Schweregrad der Schmerzen und die Schmerzverteilung können dann im so genannten Tenderpoints-Index erfasst werden.

Oft ist es so, dass ein Fibromyalgie-Patient selbst davon überrascht ist, welch starke Schmerzen durch den Druck auf Tenderpoints ausgelöst werden können. Zur besseren Beurteilung der Schmerzintensität wird häufig auch ein so genanntes Dolorimeter verwendet. Damit sicher zwischen dem Schmerz an Tenderpoints-Stellen und fehlender Schmerzauslösung durch Fingerdruck unterschieden werden kann, benutzt man zur Kontrolle so genannte Plazebopunkte, die in der Regel nicht schmerzhaft auf Druck reagieren.

Tenderpoints sollten nicht mit „Triggerpoints" verwechselt werden. Triggerpunkte sind strangförmige Muskelverhärtungen, die bei Druck zu einem in benachbarte Körperregionen ausstrahlenden Schmerz führen. Triggerpunkte sind für das myofasziale Schmerzsyndrom diagnostisch kennzeichnend.

Schlafstörungen

Etwa 90 Prozent der Fibromyalgie-Patienten klagen über Schlafstörungen. Entweder können die Betroffenen nur schwer einschlafen (Einschlafstörung), oder sie wachen öfter mitten in der Nacht auf, drehen und wälzen sich schlaflos im Bett und können nur schwer wieder einschlafen (Durchschlafstörung). Zu allem Unglück erwachen die Patienten auch noch zu sehr früher Morgenstunde. Solche Schlafstörungen wirken auf Dauer zermürbend und führen sehr häufig zu Tagesschläfrigkeit, Erschöpfung, chronischer Müdigkeit und Leistungseinbußen.

Oft berichten Patienten auch, dass sie einen „leichten Schlaf" hätten bzw. beim geringsten Geräusch oder bei Temperaturveränderungen aufwachen würden. Andere sagen, sie würden gut schlafen können – allerdings haben die Ergebnisse von Schlafstudien gezeigt, dass bei Fibromyalgie-Patienten die Schlafqualität beeinträchtigt ist, auch wenn es der Betroffene gar nicht bemerkt. Sogar bei offensichtlich normalem Schlafmuster kann die Schlafqualität bei Fibromyalgie deutlich verschlechtert sein.

Schlafmuster werden durch Messung der Hirnwellen-Aktivität während der verschiedenen Schlafstadien mit Hilfe der Elektroenzephalographie (EEG) untersucht. Normalerweise können in den tiefsten Stadien des Non-REM-Schlafs breite Hirnwellen, so genannte Delta-Wellen, beobachtet werden. Bei Fibromyalgie-Patienten erkennt man nicht selten den gestörten Tiefschlaf an flachen hochfrequenten Alpha-Wellen im EEG.

Der ungestörte Tiefschlaf ist für die Regeneration des Körpers von außerordentlich großer Bedeutung: Nur wenn die Muskelaktivität im Tiefschlaf zur Ruhe kommen kann, ist eine heilsame Regeneration von Muskel- und anderen Körpergeweben möglich. Manche Forscher glauben, dass Schlafstörungen ein wichtiger Faktor für Muskelschmerz bei Fibromyalgie sind, da der Muskulatur die regenerative Ruhe während des Tiefschlafs fehlt.

Wer an Fibromyalgie leidet, wacht morgens meist müde und „gerädert" auf („nicht erholsamer Schlaf"). Und viele Betroffene merken überhaupt nichts von ihren Schlafstörungen, da sie während der Nachtruhe nicht vollständig erwachen.

REM und Non-REM

- REM-Schlaf – Abkürzung für engl. *rapid eye movements.* Es handelt sich um ein phasenhaft auftretendes normales Schlafstadium, das bis zu 60 Minuten anhalten kann und durch rasche, ruckartige Augenbewegungen gekennzeichnet ist.
- Non-REM-Schlaf – Andere normale Schlafstadien, etwa Tiefschlaf, ohne rasche, ruckartige Augenbewegungen.

Müdigkeit

Chronische Müdigkeit ist ein weiteres Hauptsymptom des Fibromyalgie-Syndroms. Es sollte nicht verwundern, dass sich ein Mensch mit andauernden Schlafstörungen auch tagsüber, insbesondere am Nachmittag, müde und abgeschlagen fühlt – vor allem weil er auf die erholsame Wirkung des Tiefschlafs verzichten musste. Manche Fibromyalgie-Patienten fühlen sich den ganz Tag über müde, und ihre normale alltägliche Bewegungs- und Funktionsfähigkeit ist schwer behindert. Erschöpfung am Ende des Tages ist dadurch vorprogrammiert.

Wissenschaftliche Forschungsergebnisse der letzten Jahrzehnte haben gezeigt, dass chronische Müdigkeit sowohl ein Hauptsymptom des Fibromyalgie-Syndroms (FMS) als auch Kennzeichen des chronischen Müdigkeitssyndroms (CFS) ist. Man nimmt heute an, dass zwischen beiden Syndromen eine gewisse Verwandtschaft in Bezug auf die Beschwerden und möglicherweise Übereinstimmungen hinsichtlich der Ursachen existieren. Schätzungen zufolge leiden 50 bis 70 Prozent der Fibromyalgie-Patienten zusätzlich auch am chronischen Müdigkeitssyndrom.

Über mittelschwere bis schwere Müdigkeit berichten 50 bis 80 Prozent der Fibromyalgie-Patienten. Körperlicher und psychischer Stress, gedrückte Stimmung, andere Erkrankungen, Mangel- oder Fehlernährung, Überarbeitung und die Einnahme von Arzneimitteln können die chronische Müdigkeit aufrechterhalten oder verstärken.

Müdigkeit am Arbeitsplatz

Forscher der Universität Maastricht hatten 8.000 gesunde Arbeitnehmer verschiedener Unternehmen drei Jahre lang (von 1999 bis 2002) beobachtet. Bereits nach einem Jahr waren bei jedem zehnten männlichen Beschäftigten anhaltende Erschöpfung und Müdigkeit nachweisbar – von den anfangs gesunden weiblichen Beschäftigten waren sogar 14 Prozent von Erschöpfung und Müdigkeit betroffen.

- Das Risiko, an Müdigkeit und Erschöpfung zu leiden, stieg um das Eineinhalb- bis Zweifache an, wenn Möglichkeiten zur Selbstorganisation während der Arbeit eingeschränkt waren bzw. die kollegiale Zusammenarbeit fehlte.
- Männer mit hoher emotionaler bzw. körperlicher Belastung und mangelnder Unterstützung durch unmittelbare Vorgesetzte waren für Müdigkeit besonders gefährdet.
- Hohe Ansprüche an die Arbeitsaufgaben bzw. Konflikte mit Kollegen erhöhten das Ermüdungsrisiko bei Frauen.

Empfindungsstörungen

Über neurologische Beschwerden wie Taubheitsgefühl und Kribbeln in den Armen und Beinen berichtet ungefähr jeder vierte Fibromyalgie-Patient. Hände, Füße und Sprunggelenke können sich unförmig und geschwollen anfühlen, obwohl keine Schwellung sichtbar ist oder getastet werden kann.

Umfangreiche neurologische Untersuchungen führen meist zu keinem Ergebnis, krankhafte Störungen sind normalerweise nicht nachweisbar. Und die Ursache dieser Missempfindungen ist nach wie vor unbekannt. Eine spezielle Behandlung solcher Symptome gibt es nicht.

Sollten Sie jedoch bemerken, dass Ringe und Schuhe sehr fest sitzen bzw. eine deutliche Schwellung spürbar ist, ist ein Arztbesuch empfehlenswert. Solche Schwellungen können durch Gelenkentzündungen, Herzkrankheiten oder Veränderungen des Hormongleichgewichts im Blut hervorgerufen werden – die Fibromyalgie selbst führt gewöhnlich nicht zur Gelenkabnutzung (Arthrose) oder Gelenkentzündung (Arthritis).

Kopfschmerzen und Migräne

Mehr als 40 Prozent der Fibromyalgie-Patienten leiden regelmäßig bzw. täglich unter gelegentlich schweren Kopfschmerzen. Spannungskopfschmerzen beginnen mit bohrendem Schmerz im oberen Nackenbereich, der von Muskelverspannungen ausgelöst wird. Migräne-Kopfschmerzen werden bei Fibromyalgie-Patienten seltener – etwa gleich häufig wie in der Allgemeinbevölkerung – beobachtet

Hermann – Migräne ist nicht nur Frauensache

Hermann ist ein drahtiger, sportlicher und braun gebrannter Naturbursche von 59 Jahren. Er erschien in meiner Sprechstunde und stellte viele Fragen: Er wollte wissen, ob es möglich sei, dass man seit der Kindheit Migräne haben kann, ob Migräne bei Tätigkeit mit den Händen zunehmen kann, und ob es möglicherweise einen Zusammenhang mit Schmerzen in der rechten Schulter geben könnte.

Auf meine Frage, warum er dies alles wissen wolle, sagte Hermann: „Bisher hat jeder Arzt, der mich untersucht hat, abgewunken und erklärt, Migräne sei nur etwas für Frauen, und weitere Fragen waren nicht zugelassen!“

In einem langen Gespräch arbeiteten wir die Grundzüge seiner Erkrankung heraus. Außer Nacken- und Schulterschmerzen sowie Migräne berichtete Hermann über bewegungsabhängige Schulter-Arm-Schmerzen, die rechts stärker waren als links. Und seit 20 Jahren schlief ihm jede Nacht der rechte Arm ein. Schließlich betete Hermann zahlreiche Diagnosen anderer Ärzte herunter (Lumbalgie, Retrolisthese L3/L4, Coxarthrose rechts, Gonarthrose beidseits) und meinte, dass vor allem beim Bergabgehen die rechte Leiste und beide Knie schmerzten.
Bei der Untersuchung stellte ich mit Hilfe der Akupressurtechnik eine Fibromyalgie fest, im rechten oberen Quadranten operationswürdig. Hermann überlegte nicht lange und erschien bereits drei Wochen später zur Operation. Bereits eine Woche nach der Quadrantenschmerz-Intervention waren keine Migräneschmerzen mehr aufgetreten. Dieser erfreuliche Zustand ohne Migräneattacken hielt auch zwei Monate später noch an.

Reizdarm und Reizmagen

Der Reizdarm ist eine Störung der Darmfunktionen, bei der keine eigentliche organische Ursache festgestellt werden kann. Als Symptome treten abwechselnd Verstopfung und Durchfall, ein ständiges Gefühl von Blähungen und Bauchschmerzen auf.

Als (nervöser) Reizmagen wird eine Kombination von Symptomen im Oberbauch (Bauchschmerzen, Sodbrennen, Druckgefühl, Völlegefühl, Aufstoßen, Appetitlosigkeit, Übelkeit, Erbrechen) bezeichnet. In der Regel handelt es sich um eine gestörte Magenbeweglichkeit (Motilitätsstörung) ohne organische Ursache. Die Diagnose „Reizmagen“ wird vom Arzt erst dann gestellt, wenn alle anderen organischen Ursachen ausgeschlossen worden sind.

Bei etwa einem Drittel der Fibromyalgie-Patienten kommt es immer wieder anfallsartig zu Durchfall, Verstopfung, Völlegefühl, krampfartigen Bauchschmerzen, Blähungen und anderen Beschwerden des Verdauungssystems. Verschwinden diese Symptome nicht von alleine oder etwa nach einer Ernährungsumstellung bzw. einer Selbstbehandlung mit frei verkäuflichen Arzneimitteln, kann ein Besuch bei einem Gastroenterologen sinnvoll sein. Der Facharzt kann durch verschiedene Untersuchungen mögliche Erkrankungen von Magen oder Darm nachweisen oder ausschließen bzw. feststellen, dass es sich um rein funktionelle Beschwerden handelt.

Reizblase und interstitielle Zystitis

Viele Fibromyalgie-Patienten, vor allem Frauen, leiden unter häufigem, starkem Harndrang und Beschwerden beim Wasserlassen, ohne einen Harnwegsinfekt zu haben. Dieses Beschwerdebild wird als „Reizblase" bezeichnet. Bei der so genannten primären Reizblase sind keine Organveränderungen oder ursächlichen Erkrankungen feststellbar. Diese Form der Reizblase beruht möglicherweise auf einer Fehlfunktion des vegetativen Nervensystems, das auch die Blasenfunktion steuert.

Die Beschwerden der Reizblase, der häufig starke Harndrang und Schmerzen beim Wasserlassen, sind bei Tag besonders intensiv, stören die Nachtruhe aber meistens nicht. Der Harndrang kann zu unwillkürlichem Harnabgang (Dranginkontinenz) führen, der Übergang zwischen der Reizblase und Dranginkontinenz ist manchmal fließend.

Studien haben gezeigt, dass Frauen mit einer so genannten interstitiellen Zystitis häufig an Fibromyalgie leiden; dies gilt auch umgekehrt. Die interstitielle Zystitis ist eine (möglicherweise durch Autoimmunvorgänge bedingte) Entzündung der Blasenwand. Die Beschwerden dieser Erkrankung umfassen häufiges Wasserlassen, Harndrang, Unterleibsschmerzen, die sich nach dem Wasserlassen bessern, ein brennendes Gefühl beim Wasserlassen sowie Schwierigkeiten bei der Blasenentleerung.

Die Diagnose und die Behandlung der interstitiellen Zystitis sind schwierig: Urinuntersuchungen ergeben keinen krankhaften Befund, außer manchmal vereinzelt rote oder weiße Blutzellen. Endoskopisch gewonnene Gewebeproben zeigen jedoch meist eine Entzündung der Blasenwand an. Durch Vermeidung scharf gewürzter Speisen können die Symptome gelegentlich beseitigt werden.

Wenn Beschwerden durch eine Reizblase oder interstitielle Zystitis sehr ausgeprägt und hartnäckig sind, empfiehlt sich eine urologische Beratung bzw. Diagnostik und Behandlung.

Gelenkschmerzen

Schmerzen in den Händen, Handgelenken, Ellbogen, im Nacken, Brustkorb, in den Hüften, Knien, Sprunggelenken und Füßen kommen bei Fibromyalgie-Patienten häufig vor. Zwar wird meist eine Schmerzempfindlichkeit im Gelenkbereich angegeben, aber das Gelenk ist in der Regel nicht krankhaft verändert. Der Schmerz geht oft vom Sehnenansatzpunkt am Knochen aus, und der Betroffene fühlt einen Schmerz im Gelenk, obwohl das Gelenk selbst nicht am Schmerzgeschehen beteiligt ist.

Im Normalfall treten Entzündungen der Sehnen (Tendinitis), der Sehnenscheiden (Tendovaginitis) oder der Gelenkkapseln (Bursitis) im Zusammenhang mit ungewohnten eintönigen (repetitiven) Bewegungsabläufen auf – etwa als Folge von ständigem Schreiben auf einer Schreibmaschine. Solche Schmerzen werden bei Fibromyalgie gewissermaßen „nachgeahmt". Übliche Behandlungsmaßnahmen wie Kühlung, Ruhigstellung oder antientzündlich wirksame Arzneimittel helfen zwar bei echten Entzündungen von Gelenken, Sehnen und Bändern, bleiben aber bei fibromyalgischen Gelenkschmerzen wirkungslos.

Brustschmerzen

Etwa ein Drittel der Fibromyalgie-Patienten ist von Brustschmerzen betroffen. Solche Beschwerden wirken äußerst beunruhigend, da es sich ja um eine Herzerkrankung handeln könnte. Allerdings weisen die Ergebnisse von diagnostischen Untersuchungen und Labortests so gut wie nie auf irgendeine krankhafte Veränderung am Herzen hin. Dies gilt vor allem für junge erwachsene Frauen und Frauen mittleren Alters, die im gebärfähigen Alter sind.

Vom knöchernen Skelett des Brustkorbs ausgehende Schmerzen – statt einer echten Herzerkrankung – sind vor allem dann anzunehmen, wenn die Abtastung des Brustkorbs schmerzhaft ist. Besonders druckempfindlich sind meist die Stellen, wo die Rippenknorpel am Brustbein ansetzen. In Zweifelsfällen sollte der Verdacht auf eine Herzerkrankung durch eine kardiologische Untersuchung abgeklärt werden.

Kälteempfindlichkeit

Viele Fibromyalgie-Patienten leiden unter einer besonderen Empfindlichkeit gegenüber Kälteeinwirkung. Und bei etwa 40 Prozent können Beschwerden beobachtet werden, die dem so genannten Raynaud-Syndrom gleichen.

Im 19. Jahrhundert beschrieb der französische Arzt Maurice Raynaud ein krankhaftes Phänomen, bei dem Durchblutungsstörungen an den Händen auftreten, die durch Gefäßkrämpfe verursacht werden. Das Krankheitsbild kann nur an den Händen, gelegentlich auch den Füßen, allein oder zusammen mit einer anderen Erkrankung auftreten. Kälteeinwirkung, psychischer Stress, Erfrierungen, bestimmte Blutkrankheiten, Bindegewebserkrankungen (rheumatoide Arthritis, Sklerodermie) oder Vibrationen (Presslufthammer) können Schmerzanfälle mit einer zunächst weißen, dann bläulichen Verfärbung der Finger auslösen – anschließend sorgt die wieder einsetzende verstärkte Durchblutung für eine Rotfärbung.

Man vermutet, dass solche Beschwerden bei Fibromyalgie-Patienten deshalb häufiger vorkommen, weil auf den Blutplättchen der Betroffenen die Andockstellen (Rezeptoren) für den Nervenbotenstoff (Neurotransmitter) Noradrenalin vermehrt ausgeprägt sind.

Konzentrations- und Gedächtnisstörungen

Jeder vierte Fibromyalgie-Patient klagt über Konzentrationsprobleme und Gedächtnisstörungen. Diese Symptome weisen auf die geringe psychische Belastbarkeit der Betroffenen hin – dies ist kein Wunder, wenn man die zahlreichen Symptome bzw. auch die vielfach eingeschränkte körperliche Belastbarkeit berücksichtigt, die durch ein Fibromyalgie-Syndrom verursacht wird.

Vergisst man den Grund eines Anrufes, nachdem man eine Telefonnummer gewählt hat, ist das Kurzzeitgedächtnis betroffen. Auch Störungen des Langzeitgedächtnisses sind nicht ungewöhnlich – etwa Namen oder Orte, die man gut kennt, sind dem Gedächtnis vollständig entfallen. Konzentrationsstörungen können bei Fibromyalgie-Patienten so schwer sein, dass die Betroffenen berufliche Aufgaben nicht mehr bewältigen oder kaum mehr einen Satz zu Ende lesen können.

Fibromyalgie bei Kindern

Das Fibromyalgie-Syndrom ist keine Erkrankung, die ausschließlich bei Erwachsenen beobachtet wird, sondern kommt auch bei Kindern vor. Die Symptome und begleitenden Syndrome treten in vergleichbarer Weise wie bei Erwachsenen auf. Die diagnostischen Schwierigkeiten bei Kindern beruhen vor allem darauf, dass sie häufig ihre Symptome und Beschwerden nicht in Worte fassen können. Dies führt regelmäßig zu Fehldiagnosen.

Es ist bekannt, dass sich viele erwachsene Fibromyalgie-Patienten an entsprechende Symptome während der Kindheit und Jugend erinnern können. Im Gegensatz zu erwachsenen Patienten ist die Fibromyalgie bei Mädchen und Jungen etwa gleich häufig zu beobachten. Man vermutet, dass für den überwiegenden Anteil erwachsener weiblicher Fibromyalgie-Patienten weibliche Sexualhormone eine Rolle spielen.

Mit zunehmender Bekanntheit der Krankheit Fibromyalgie in der Ärzteschaft und der breiten Öffentlichkeit kann auch bei betroffenen Kindern und Jugendlichen die richtige Diagnose häufiger und früher gestellt werden. Dies hat deshalb große Bedeutung, da durch frühzeitige Einflussnahme einer Chronifizierung von Schmerzen bzw. einer „Fehlprogrammierung“ des Schmerzgedächtnisses vorgebeugt werden könnte.

Fehldiagnosen bei Kindern mit Fibromyalgie

- „Juvenile Arthritis“
- „Wachstumsschmerzen“
- „Psychische Störung“

Johanna – ein Kind im Obstgarten

Johanna (37 Jahre) stellte sich mit der Diagnose Fibromyalgie in meiner Sprechstunde vor. Sie war mit den seit fast drei Jahren auswärts versuchten Behandlungen unzufrieden und wollte neue Therapievorschläge hören. Ihr ganzer Körper mit Ausnahme des Kopfes schmerzte: Hals, Nacken, Schulter, Arme, Handgelenke, Rücken, Rollhügel und beide Knie, zudem litt sie an Blähbauch und Reizblase. Nach eingehender Befragung stellte sich heraus, dass sie Probleme beim Schreiben hatte (sie war buchhalterisch tätig) und alle Hausarbeiten nur mit Mühe verrichten konnte.

„Ich bin flügellahm, Herr Doktor, ich komme mir vor wie eine Amsel mit gebrochenen Flügeln!"

Auf die Frage, ob sie nicht schon viel früher ähnliche Beschwerden gehabt hätte, stutzte sie und wollte wissen, wie weit früher ich meinte. „Nun, vielleicht in der Pubertät oder gar im Schulalter?" schlug ich vor, „Soweit zurück? Ja, da wüßte ich schon etwas!"

Dann erzählte mir die junge Frau, sie habe im Alter von acht Jahren beim Obstpflücken und beim Abernten von Johannisbeersträuchern geholfen. „Dies war die schönste und schlimmste Tätigkeit zugleich. Schön, weil ich mich als Kind an den Früchten satt essen konnte – schlimm, weil das Abpflücken schwierig war und auf Dauer in die Arme ging. Nach einer Woche konnte ich die Hände kaum mehr bewegen. Meine Großmutter rieb die Arme mit Hirschtalg ein und meinte, die Sehnenscheidenentzündung würde sich bald beruhigen." Damit war der Beginn der Erkrankung erfasst: Die Überlastung in der Kindheit hatte dazu geführt, dass die Arme nie wieder ganz in Ordnung kamen. Mit Hilfe der Akupressurtechnik bestätigte ich die Diagnose Fibromyalgie. Der rechte obere Quadrant war besonders betroffen. Die Operation erfolgte nach einer Bedenkzeit von drei Monaten. Die Patientin hatte viele der von mir bereits operierten Patienten kontaktiert, die Entscheidung für die Quadrantenschmerz-Intervention fiel ihr nicht schwer.

Schon sechs Wochen nach dem Eingriff berichtete Johanna freudestrahlend von einer Besserung im Bereich der rechten Hand, am rechten Arm und an der rechten Schulter. Auch die andere Seite erholte sich. Johanna kann heute alle Tätigkeiten im Beruf und im Haushalt ohne Mühe ausführen.

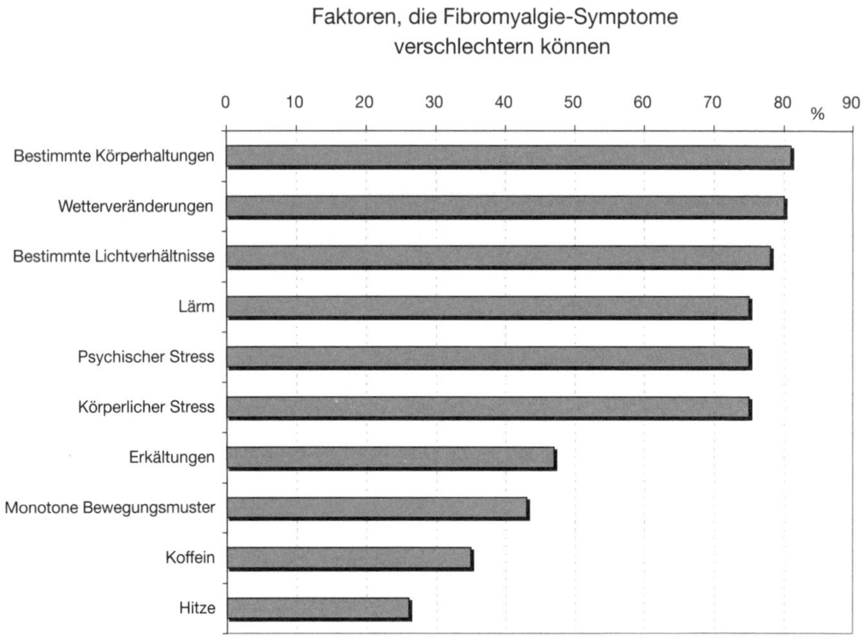

Faktoren, die Fibromyalgie-Symptome verschlechtern können (nach Selfridge N, Freedom from Fibromyalgia, 2001)

Fibromyalgie – Fakten und Fiktion

Über das Fibromyalgie-Syndrom ist viel geschrieben worden. Tatsache ist nach wie vor, dass die genauen Ursachen dieser Erkrankung unbekannt sind. Tatsache ist auch, dass viele Ärzte und der überwiegende Teil der Öffentlichkeit zu wenig informiert sind über das Wesen dieser Erkrankung. Der hohe Anteil von Fehldiagnosen und die große Zahl nicht behandelter Patienten während der letzten Jahrzehnte belegen den großen Informationsbedarf in Bezug auf die Fibromyalgie.

Wenn Sie selbst an einem Fibromyalgie-Syndrom erkrankt sind oder unter Fibromyalgie-Symptomen leiden, werden Ihnen die nachfolgenden „Fibromyalgie-Mythen" vielleicht bekannt vorkommen. Möglicherweise hat man auch Ihnen als Schmerzpatient während Ihrer jahrelangen Suche nach wirksamer Hilfe erzählt, was unter Fibromyalgie zu verstehen ist – und vielleicht sind Sie heute gut informiert und wissen besser, was stimmt und was nicht.

Die wissenschaftliche Forschung hat in vielen Fragen, die die Ursachen der Fibromyalgie betreffen, deutliche Fortschritte erzielt. Es ist mittlerweile bekannt, dass mindestens drei wichtige Steuersysteme des menschlichen Körpers am Krankheitsgeschehen beteiligt sind: das Immun-, das Hormon- und das Nervensystem. Die aktuellen Ergebnisse der Schmerzforschung besagen darüber hinaus, dass die Entwicklung chronischer Schmerzen vermieden werden kann, wenn eine frühzeitige Behandlung stattfindet. Wird dies versäumt, kann es im Gehirn zu einer „Fehlprogrammierung" auf „Dauerschmerz" kommen – ein solcher Regelkreis der krankhaften Schmerzwahrnehmung ist kaum mehr zu unterbrechen. Und viele Schmerzpatienten wissen, dass bei einer Nicht- oder Fehlbehandlung die Schmerzen nicht besser werden, sondern sich immer mehr verschlimmern.

Aus diesen Gründen ist es von großer Bedeutung, dass falsche und überholte Vorstellungen über die Fibromyalgie, Mythen und Irrtümer korrigiert werden. Dies verbessert die Chance für eine sinnvolle frühzeitige und wirksame Behandlung der betroffenen Fibromyalgie-Patienten – und es verbessert die Chance von Schmerzpatienten, als das wahrgenommen und respektiert zu werden, was sie sind: leidende Menschen.

Mythos 1: Fibromyalgie ist eine Muskelerkrankung

Fakt: Fibromyalgie ist keine Muskelerkrankung.
Viele Ärzte akzeptieren zwar, dass die Fibromyalgie eine Krankheit ist, glauben aber irrtümlich, es handle sich um eine Muskelerkrankung. Dieser einfache Rückschluss liegt zwar nahe, da der Schmerz in der Muskulatur des ganzen Körpers wahrgenommen wird, ist aber falsch. In den letzten hundert Jahren setzte sich diese falsche Vorstellung auch in der medizinischen Literatur fest und bis vor kurzem wurde diese Erkrankung fast durchgehend als „Muskelfaserentzündung" (Fibrositis) oder „Muskelrheuma" bezeichnet.

Zu dieser Fehleinschätzung trugen auch die Ergebnisse von Studien bei, in denen zahlreiche Anomalitäten von Muskelstrukturen bei Fibromyalgie-Patienten gefunden worden waren: Muskelfasern sahen wie „von Motten zerfressen" aus, in Muskelgewebeproben wurden „zerfranste" rote Muskelfasern nachgewiesen, die Muskelfaserbündel erschienen wie voneinander abgetrennt (Myofibrillenseparation) und die Muskelzellenmembranen gezackt.

Wir wissen heute, dass alle diese Befunde über die Fibromyalgie nichts aussagen und für diese Erkrankung nicht typisch (spezifisch) sind. Im Gegenteil handelt es sich dabei um irreführende Befunde, die dem Betroffenen und dem Arzt nicht von Nutzen sind – weder ein hilfreicher Beitrag für Fibromyalgie-Patienten noch eine heiße Spur in Bezug auf die Ursachen. Zwar wird noch immer nach muskulären Ursachen der Fibromyalgie gesucht, man räumt solchen Forschungen aber keinen großen Stellenwert mehr ein.

Es sind die Schmerzen, die im Vergleich zu Gesunden die körperliche Bewegung bei Fibromyalgie-Patienten einschränken: Die Muskulatur wird in geringerem Umfang gefordert und aktiviert, das Muskelgewebe passt sich an Schonhaltungen und Unterforderung durch Strukturveränderungen an. Darüber hinaus verstärkt die schnelle Ermüdung diesen muskulären Deaktivierungsprozess.

Im Übrigen – in einer aktuellen Studie wurde festgestellt, dass Fibromyalgie-Patienten in der Tat eine „normale Muskulatur" mit „normaler Muskelkraft" haben.

Mythos 2: Fibromyalgie ist eine Stoffwechselerkrankung

Fakt: Fibromyalgie wird nicht durch Fehlfunktionen des Zellstoffwechsels verursacht.

Jahrzehntelang machten medizinische Theorien die Runde, die von einem Stoffwechseldefekt der Körperzellen als Ursache der Fibromyalgie ausgingen. Wenn der Energiestoffwechsel der Muskelzelle beeinträchtigt ist, könnte dies ja auch zu Muskelschmerzen beitragen.

Ergebnisse von Studien zeigten etwa, dass bei Fibromyalgie-Patienten Veränderungen in den zelleigenen „Energiefabriken" (Mitochondrien) nachweisbar sind. Darüber hinaus wurde ein verminderter Gehalt an „Zellbrennstoffen" wie ATP (Adenosintriphosphat), ADP (Adenosindiphosphat) und AMP (Adenosinmonophosphat) beobachtet. Diese Brennstoffe sind für die Muskelfunktion von großer Bedeutung. Auch das für quergestreifte Skelettmuskulatur wichtige Stoffwechselprodukt Phosphokreatin war bei Fibromyalgie-Patienten nur unzureichend vorhanden. Häufig wurden in schmerzhafter Muskulatur auch abnorme Sauerstoffwerte gemessen – zu viel oder zu wenig Sauerstoff, abhängig vom jeweiligen Forscher.

Alle diese Studien wiesen eine gemeinsame Schwäche auf: Die Muskulatur von gesunden Freiwilligen war mit der Muskulatur von Fibromyalgie-Patienten verglichen worden. Auf den ersten Blick erscheint es vernünftig, einen solchen Vergleich anzustellen – man lässt dabei aber außer Acht, dass in Wirklichkeit etwa 80 Prozent der Fibromyalgie-Patienten in einer erbärmlichen körperlichen Verfassung sind: Schmerzbedingt benutzen Fibromyalgie-Patienten ihre Muskulatur nicht so wie normale Gesunde, sie sind hochgradig untrainiert. Daraus wurde abgeleitet, dass man genau die gleichen Stoffwechselbefunde bekommen hätte, wenn gesunde untrainierte und gesunde trainierte Menschen miteinander verglichen worden wären. Dass die Fibromyalgie auf einer Störung des Zellstoffwechsels beruht, ist bis heute unbewiesen geblieben.

Mythos 3: Fibromyalgie ist eine Infektionserkrankung

Fakt: Niemand hat bislang überzeugend nachweisen können, dass die Fibromyalgie durch eine bakterielle oder virale Infektion bzw. durch Mikroorganismen verursacht wird.
Die medizinische Forschung hat lange Zeit und sehr intensiv nach Mikroorganismen gesucht, die als Ursache der Fibromyalgie in Frage kommen könnten. Zwei Mikroorganismen galten schließlich als besonders verdächtig: das Epstein-Barr-Virus und *Borrelia burgdorferi*, ein Bakterium, das die so genannte Lyme-Krankheit (Lyme-Borreliose) verursacht.

Das Epstein-Barr-Virus gehört zur Familie der Herpes-Viren, mit denen fast jeder Mensch einmal in Berührung gekommen ist. Viren dieser Gruppe verursachen Windpocken, die infektiöse Mononukleose, Herpes und entzündliche Erkältungskrankheiten. Fibromyalgie-Patienten sind offensichtlich für solche Infektionskrankheiten besonders anfällig, einen Beweis für die ursächliche Bedeutung dieses Virus gibt es nicht.

Der mögliche Zusammenhang zwischen der Lyme-Borreliose und Fibromyalgie hat bislang unter allen Beteiligten (Patienten, Ärzte, Wissenschaftler) viel Verwirrung gestiftet. Die Infektion mit einer Lyme-Borreliose erfolgt über einen Zeckenbiss. Etwa 10 bis 25 Prozent der Patienten mit Lyme-Borreliose entwickeln innerhalb weniger Jahre nach erfolgreicher Behandlung der Infektion eine Fibromyalgie. Andererseits ist nachgewiesen worden, dass etwa 25 bis 50 Prozent aller Patienten, die wegen einer Lyme-Borreliose mit Antibiotika behandelt worden waren, überhaupt nicht an einer Lyme-Borreliose erkrankt gewesen waren: Sie litten an einer Fibromyalgie, die nicht korrekt diagnostiziert worden war. Bis jetzt ist es nicht gelungen, nachzuweisen, dass dieses Bakterium Fibromyalgie verursacht.

Mythos 4: Fibromyalgie ist eine Immunerkrankung

Fakt: Ein eindeutiger Nachweis, dass Fibromyalgie durch eine Störung des Immunsystems verursacht wird, ist bis jetzt nicht gelungen.
Das Immunsystem ist in der Regel eine gute Adresse, wenn nach unerklärbaren Krankheitsursachen gefahndet wird. Und in der Vergangenheit war

schon oft davon die Rede, dass das Immunsystem Fibromyalgie verursachen oder auch heilen kann.

Allerdings ist das Immunsystem an der Entwicklung einer Fibromyalgie offensichtlich nicht ganz unbeteiligt: Bei fast allen Fibromyalgie-Patenten finden sich vermehrt bestimmte Antikörper, die bei Gesunden normalerweise selten beobachtet werden (antinukleäre Antikörper, Antikörper gegen Serotonin, Ganglioside und Phospholipide). Antikörper sind auf bestimmte Fremdstoffe im Körper, die ein bestimmtes Antigen enthalten, spezialisierte Abwehrzellen (große Eiweißstoffe, die von B-Lymphozyten produziert werden).

Aber diese Antikörper sind nur eine Gruppe von Abwehrstoffen – und es gibt viele Antikörper, die für die Entstehung der Fibromyalgie eine Rolle spielen könnten. Veränderungen des Immunsystems könnten ebenso gut die Wirkung wie auch die Ursache einer Fibromyalgie sein.

Mythos 5: Fibromyalgie ist eine psychische Erkrankung

Fakt: Für die Entstehung der Fibromyalgie spielen Veränderungen der Signalverarbeitung im Nervensystem wahrscheinlich eine wichtige Rolle, eine ausschließlich psychische Erkrankung als Fibromyalgie-Ursache ist bislang nicht nachgewiesen und äußerst unwahrscheinlich.

Da die Suche nach körperlichen Ursachen erfolglos geblieben war, wandte sich die medizinische Forschung stärker dem zentralen Nervensystem und den Mechanismen der Schmerzverarbeitung zu.

Zunächst konzentrierten sich Wissenschaftler auf die Prozesse der Schmerzauslösung, Schmerzweiterleitung und Schmerzverarbeitung. Viele elektrische und biochemische Vorgänge, die die Schmerzverarbeitung und Schmerzwahrnehmung betreffen, wurden untersucht: Aminosäuren wie Tryptophan, Nervenbotenstoffe (Neurotransmitter) wie Serotonin, Ionenkanäle von Nervenzellen und körpereigene schmerzhemmende Substanzen wie Endorphine.

Als Schlüsselsubstanz erwies sich der Nervenbotenstoff Serotonin: In vielen Studien konnte nachgewiesen werden, dass bei Fibromyalgie-Patienten Serotonin in geringerem Umfang verfügbar ist als bei Gesunden. Da auch bei Depression häufig zu wenig Serotonin im Körper vorliegt, begannen Ärzte Antidepressiva, die den Serotoningehalt erhöhen (so genannte Serotonin-Wiederaufnahmehemmer oder SSRI) auch bei Fibromyalgie-Patienten einzusetzen. Die Serotoninspiegel der Patienten konnten dadurch zwar angehoben werden, dennoch blieben viele Fibromyalgie-Symptome weiterhin unverändert bestehen.

Eine zentrale Rolle für die Schmerzverarbeitung und Schmerzweiterleitung im ganzen Körper spielt offensichtlich der intrazelluläre Nervenbotenstoff Substanz P (P wie engl. *pain* = Schmerz). Durch Substanz P können Nervenzellen (Neuronen) für Schmerzsignale besonders sensibilisiert werden. Im Vergleich zur Normalbevölkerung sind die Substanz-P-Konzentrationen bei Fibromyalgie-Patienten zwei- bis dreifach erhöht. Möglicherweise produziert der Körper bei Fibromyalgie als Reaktion auf die erhöhte Schmerzempfindlichkeit durch Substanz P vermehrt körpereigene „Schmerzkiller“, etwa das opiumartige Dynorphin.

Mythos 6: Fibromyalgie wird durch Schlafstörungen verursacht

Fakt: Fibromyalgie-Patienten leiden einfach deshalb unter Schlafstörungen, weil sie ständig Schmerzen empfinden.

Tatsächlich wurden in Schlafstudien erstaunliche Beobachtungen gemacht: Bei sehr vielen Fibromyalgie-Patienten ist das regenerierende Tiefschlafstadium gestört. Während dieses Schlafstadiums (Non-REM-Schlaf) wird insbesondere Wachstumshormon (GH), das an vielen „Reparaturvorgängen“ beteiligt ist, im Körper ausgeschüttet.

Bei Männern, die am so genannten Schlafapnoe-Syndrom leiden, wird der Schlaf durch kurze oder längere Phasen einer unterbrochenen Atemtätigkeit gestört. Das Schlafapnoe-Syndrom kann zwar erfolgreich behandelt werden, die Beschwerden einer gleichzeitig vorliegenden Fibromyalgie bleiben davon allerdings unbeeinflusst.

In einer Studie war versuchsweise das Tiefschlafstadium von gesunden Personen unterbrochen worden: Es zeigte sich, dass dadurch Schmerzen erzeugt werden konnten, die denen bei Fibromyalgie nicht unähnlich waren – ließ man die Versuchspersonen dann einige Tage lang wieder normal schlafen, verschwanden diese Fibromyalgie-Symptome wieder.

Fibromyalgie-Patienten erwachen dreimal so häufig spontan aus dem Schlaf wie Gesunde. Diese Durchschlafstörungen entstehen ohne ersichtlichen Grund

und dauern etwa fünf bis zehn Sekunden, bevor wieder der normale Schlaf einsetzt. Schlafmittel können zwar gelegentlich den Schlaf verbessern, andere Symptome der Fibromyalgie bleiben aber davon meist unberührt.

Mythos 7: Fibromyalgie wird durch Verletzungen verursacht

Fakt: Niemand weiß, warum bestimmte Symptome der Fibromyalgie besonders häufig nach einem Verletzungsereignis (Trauma) beobachtet werden.

Viele Fibromyalgie-Patienten glauben, dass ihre Beschwerden etwa die Folge eines Unfalls sind, am häufigsten wird ein Autounfall angegeben. In Bezug auf fast alle anderen Kennzeichen unterscheiden sich diese Patienten jedoch kaum von der Allgemeinbevölkerung. Darüber hinaus ist diese Fragestellung kaum erforscht.

In einer Studie wurden Fibromyalgie-Patienten, die kein traumatisches Ereignis mit ihrer Erkrankung in Verbindung bringen konnten, mit Patienten verglichen, die ihre Erkrankung auf ein bestimmtes traumatisches Ereignis (posttraumatische Fibromyalgie) bezogen: Es zeigte sich, dass Patienten mit posttraumatischer Fibromyalgie kälteempfindlicher waren, weniger empfindlich gegenüber Licht, Lärm und psychischem Stress, anfälliger für Krankheiten durch monotone (repetitive) Bewegungsmuster und Ischias, seltener an Unterleibsschmerzen, Sexualfunktionsstörungen oder Herzjagen (Tachykardie) litten und häufiger vom „Syndrom der ruhelosen Beine“ (Restless-Legs-Syndrom) sowie Missempfindungen betroffen waren. Die Gründe für dieses Phänomen sind unbekannt.

Mythos 8: Fibromyalgie ist eine Erfindung von Rentenbetrügern

Fakt: Es ist schwer vorstellbar, dass Menschen, statt zur Arbeit zu gehen, lieber zu Hause sitzen wollen, um sich dort an unerträglichen Schmerzen zu ergötzen!

Einer der entmutigendsten Aspekte der Fibromyalgie ist die Unterstellung, dass Menschen, die an Fibromyalgie leiden, „Simulanten“ und „Faulpelze“

sind, die sich vor der Arbeit drücken, um die Rentenversicherung abzukassieren. Weisen solche Ansichten nicht vielmehr auf den, der solche Unterstellungen äußert? – Menschen mit unerklärlichen Krankheitssymptomen schafft man sich am besten dadurch vom Hals, dass man sie stigmatisiert und ausgrenzt, das ist der bequeme Weg des geringsten Widerstands!

Ein Blick auf die medizinische Literatur der letzten fünfzig Jahre genügt, um dieses abwertende Urteil zu entkräften: Mindestens seit den 1980er Jahren ist die Fibromyalgie eine medizinisch anerkannte Erkrankung – anerkannt durch nationale Rheumatologie-Gesellschaften und die Weltgesundheitsorganisation (WHO).

Tatsache ist hingegen, dass solche Vorurteile wesentlich dazu beigetragen haben, dass viele Fibromyalgie-Patienten weder richtig diagnostiziert noch frühzeitig genug behandelt worden sind: Es dauert durchschnittlich fünf bis sieben Jahre, inklusive unzähliger, meist wirkungsloser ambulanter und stationärer Behandlungsversuche, bis ein Fibromyalgie-Patient die richtige Diagnose erfährt. Das medizinische Versorgungssystem könnte – wenn es auf die bequeme stigmatisierende Vorverurteilung Betroffener verzichten würde – im Gegenteil auch erhebliche Kosten einsparen, wenn die Fibromyalgie-Diagnose früher gestellt und eine gezielte Behandlung eingeleitet werden kann.

Der aktuelle Stand der Wissenschaft

- Die Fibromyalgie ist keine tödliche, aber eine unheilbare Erkrankung.
- Die genauen Ursachen der Fibromyalgie sind noch immer unklar.
- Die Diagnose der Fibromyalgie ist schwierig.
- Die Behandlung der Fibromyalgie ist an den Symptomen orientiert.
- Die Erforschung der Fibromyalgie geht weiter.
- Jeder neue Therapieansatz, der den Betroffenen hilft, ist zu begrüßen.
- Bessere Therapieansätze sind von neuen Erkenntnissen zur Genetik und Biochemie der Fibromyalgie zu erwarten.

Ursachen der Fibromyalgie

Die Suche nach den Ursachen dieser mysteriösen Krankheit ähnelt einem Kriminalstück: viele falsche Spuren, unklares Motiv und zahlreiche Verdächtige, vielleicht sogar eine Verschwörung. Nach heutigem Erkenntnisstand ist die Fibromyalgie eine Erkrankung mit vielen Ursachen (multifaktorielle Ätiopathogenese) – damit ein Fibromyalgie-Syndrom durch Beschwerden auffällig wird, müssen offensichtlich verschiedene Faktoren zusammen kommen. Die Meinungen der Experten über die Ursachen sind aber nach wie vor geteilt oder gar gegensätzlich.

In der Regel helfen wissenschaftliche Forschungsmethoden bei der Suche nach Krankheitsursachen: biochemische und bildgebende Verfahren, Laboruntersuchungen und Tierexperimente. Im Falle der Fibromyalgie ist es bis heute nicht gelungen, einen für diese Erkrankung kennzeichnenden, diagnostisch eindeutigen Labortest zu finden.

Viele Jahre lang glaubten Mediziner und Wissenschaftler, dass bei Fibromyalgie-Patienten keine schweren Störungen von Körperfunktionen vorliegen, da Laboruntersuchungen keine sicheren Hinweise auf solche Störungen zeigten. Dies gilt zumindest für Routineuntersuchungen. Mit speziellen laborchemischen, immunologischen und neurohormonellen Untersuchungen konnten aber durchaus bestimmte typische Abweichungen vom Normbereich beobachtet werden. Das letzte Wort in der Ursachensuche der Fibromyalgie ist noch lange nicht gesprochen, die Erforschung des Fibromyalgie-Rätsels geht weiter.

Gene und Erblichkeit

Epidemiologische Studien haben gezeigt, dass unzählige Menschen weltweit von einem Fibromyalgie-Syndrom betroffen sind. Man schätzt, dass von jeweils 100 Menschen einer Bevölkerung ein bis fünf Prozent an dieser Krankheit leiden. Es hat sich auch gezeigt, dass Fibromyalgie in Familien oder bei Zwillingen gehäuft auftreten kann – ein Hinweis auf erbliche Veranlagung unterschiedlicher Ausprägung.

Etwa 40 Prozent der von Fibromyalgie Betroffenen berichten über Familienangehörige mit ähnlichen Symptomen. Man kann davon ausgehen, dass wahrscheinlich eine genetische Disposition für die Fibromyalgie nachweisbar sein wird. Möglicherweise ist die Vererbung der Fibromyalgie autosomal dominant, das heißt, ein Mensch mit diesem Gendefekt wird an Beschwerden leiden. Und möglicherweise ist diese Vererbung von variabler Penetranz, das heißt, andere genetische Einflüsse könnten die Schwere der Erkrankung mindern.

Da die Fibromyalgie überwiegend Frauen betrifft, wird vermutet, dass sich auf dem Y-Chromosom (das nur Männer besitzen) ein vor der Fibromyalgie schützendes Gen befinden könnte. Es könnte auch sein, dass ein für die Ausschüttung des Nervenbotenstoffes Serotonin zuständiges Gen defekt ist und dadurch vielfältige Symptome verursacht werden. Da die Lebenserwartung von Fibromyalgie-Patienten verkürzt ist und am Muskel-Knochen-System von Betroffenen Anzeichen vorzeitiger Alterung erkennbar sind, könnte auch ein Gen am Krankheitsprozess beteiligt sein, das Alterungsvorgänge steuert.

Wer niemals an Beschwerden der Fibromyalgie leidet, ist möglicherweise durch ein bestimmtes Gen geschützt. Auch scheint es so, dass die fehlende Erfahrung schwerer psychischer und/oder körperlicher Verletzungen, die eine Fibromyalgie auslösen können, einen Menschen für das Fibromyalgie-Syndrom weniger anfällig macht.

Muskulatur

In jüngster Zeit ist auch die Elektronenmikroskopie dazu benutzt worden, Muskelproben von Fibromyalgie-Patienten genauer zu untersuchen. Es wurden zwar abnorme Strukturveränderungen beobachtet, diese waren jedoch nicht kennzeichnend für die Fibromyalgie. Chemische Analysen solcher Proben zeigten aber auch, dass in besonders schmerzempfindlicher Muskulatur energiereiche Phosphate in abnorm veränderter Konzentration vorliegen können. Mit Hilfe der spektroskopischen Kernspintomographie wurden verminderte Konzentrationen des Phosphats Adenosintriphosphat (ATP) nachgewiesen. Ergebnisse nachfolgender Studien wiesen jedoch darauf hin, dass diese Veränderungen eher auf die Inaktivität der Muskulatur zurückzuführen sind als auf eine für Fibromyalgie spezifische Störung des Muskelstoffwechsels – mit anderen Worten also eine Folge der Fibromyalgie, nicht deren Ursache sind.

Die Fibromyalgie kann heute klar vom so genannten myofaszialen Schmerzsyndrom unterschieden werden: Bei Fibromyalgie sind in der Regel mindestens 11 von 18 Tenderpoints schmerzhaft, während beim myofaszialen Schmerzsyndrom nur bestimmte Triggerpunkte schmerzhaft sind bzw. schmerzausstrahlend wirken. Im Gegensatz zur Fibromyalgie führt man das myofasziale Schmerzsyndrom auf abnorm verändertes Muskelgewebe zurück – dies ist für die Fibromyalgie bislang nicht nachgewiesen worden bzw. noch unklar.

Gleichfalls unklar ist es, ob nicht normale, bei Muskelaktivität immer vorkommende winzige Muskelfaserschäden – so genannte Mikrotraumen – für Muskelschmerzen und Muskelermüdung bei Fibromyalgie eine Rolle spielen. Solche Mikrotraumen werden in der Regel während der Tiefschlafphase unter dem Einfluss von Wachstumshormonen (GH, insulinartiger Wachstumsfaktor bzw. IGF-1) „repariert". Ob die mit Fibromyalgie verbundenen Schlafstörungen bzw. die in Studien nachgewiesene verminderte Aussschüttung von IGF-1 die „Reparatur" der Mikrotraumen beeinträchtigt und damit zu Muskelbeschwerden und Schmerzen beiträgt, ist noch nicht hinreichend geklärt.

Körperliches Trauma

Vielfach herrscht die Überzeugung, bestimmte Verletzungsereignisse (Traumata) könnten Ursache des Fibromyalgie-Syndroms sein. Tatsächlich wurde häufig eine offensichtliche Übereinstimmung mit dem Zeitpunkt der einsetzenden Fibromyalgie-Beschwerden und einem Unfallereignis beobachtet. Am häufigsten sind Autounfälle, Berufsunfälle und schwere Infektionen angegeben worden.

Doch eine solche einfache Erklärung ist vermutlich nicht zutreffend. Darüber hinaus würde es bedeuten, dass „irgendjemand" oder „irgendetwas" an der Erkrankung „schuld" ist. Die Schuldfrage ist allerdings wenig hilfreich, wenn die tatsächlichen Ursachen einfach noch nicht bekannt sind. Es fehlen darüber hinaus überzeugende Studien. Die ursächliche Rolle von körperlichen Verletzungen für die Fibromyalgie ist zudem kaum erforscht.

Psychisches Trauma

Die Resultate einiger Studien deuten auf eine mögliche ursächliche Beteiligung psychischer Verletzungsereignisse hin. Insbesondere fand man bei Fibromyalgie-Patienten deutlich häufiger als bei der Allgemeinbevölkerung psychische Traumen durch sexuelle Missbrauchserfahrungen während der Kindheit. Solche Zusammenhänge wurden auch bei Menschen beobachtet, die an Reizdarm-Symptomen oder an Sodbrennen litten – insbesondere sind Frauen betroffen.

Die Ergebnisse von Studien mit Fibromyalgie-Patienten in Bezug auf eine Vorgeschichte sexuellen Missbrauchs sind jedoch widersprüchlich: In einer Untersuchung war die Hälfte der Patienten von solchen Erfahrungen betroffen, in einer anderen Studie war kein Unterschied – etwa zu Rheumapatienten oder sogar gesunden Normalpersonen – feststellbar. Niemand kann heute behaupten, dass psychische Verletzungen eine Fibromyalgie verursachen. Als auslösender Faktor können psychische Traumen wie Unfälle, Missbrauchs- und Gewalterfahrungen sowie der Verlust geliebter Menschen aber durchaus in Frage kommen.

Stress

Der Begriff Stress ist dehnbar. Im Zusammenhang mit der Fibromyalgie weist er auf die vielfältigen Belastungen und Anforderungen des Menschen hin, der in einer hoch technisierten und „hoch zivilisierten" komplizierten Industriegesellschaft lebt. Tatsächlich ist die Fibromyalgie in Industriestaaten häufiger diagnostiziert worden: in den USA, in Kanada, Skandinavien, Deutschland, Frankreich, Italien und den Niederlanden. Dies hat damit zu tun, dass dort auch die Erforschung der Erkrankung vorangetrieben wird. Aber auch in Südafrika, Japan, Israel sowie in Indien und Pakistan oder Taiwan wurden Fibromyalgie-Fälle beobachtet.

Anhaltender psychischer und körperlicher Stress sowie Frustrationen spielen sicher eine Rolle für die Hauptsymptome der Fibromyalgie: chronische Müdigkeit, Erschöpfung und Schmerz. Die individuelle Stresserfahrung ist unabhängig vom sozialen Status, von der Rasse oder Nationalität eines Menschen – belastender Stress und Überforderung werden von jedem Menschen anders erfahren. Verlässliche Aussagen über die ursächliche Rolle von Stressfaktoren in Bezug auf die Fibromyalgie können nicht gemacht werden.

Stresssignale setzen eine Vielzahl körperlicher Reaktionen in Gang: Der Blutdruck steigt, das Herz schlägt schneller, Stresshormone werden ausgeschüttet, und der Körper macht sich bereit für „Kampf oder Flucht". Was aber geschieht oder verändert sich im Köprer, wenn der Mensch im Stressdauerzustand leben muss, weil er weder aus Beruf und Familie davonlaufen, noch wirksam seine Ohnmacht und Frustration gegenüber beruflichen oder persönlichen Angriffen bekämpfen kann? Sicher ist nur, dass ein Leben in andauernder psychischer und körperlicher Überforderung zu rascher Erschöpfung, Krankheitsanfälligkeit und vorzeitiger Alterung beiträgt.

Studienergebnisse aus den 1990er Jahren haben gezeigt, dass Störungen der Achse Hypothalamus-Hypophyse-Nebennierenrinde – die die Ausschüttung von Kortisonen („Stresshormonen") reguliert – bei Fibromyalgie nachweisbar sind. Man hat diese Befunde so gedeutet, dass Patienten mit Fibromyalgie Stressreaktionen zeigen, obwohl kein Stress vorhanden ist.

Nervensystem und Schmerz

Seit einiger Zeit sind verstärkt Forschungen in Richtung biochemischer und neurologischer Mechanismen der Fibromyalgie unternommen worden. Die schwer fassbaren unterschiedlichen Symptome und die Schmerzen in Weichteil- und Muskelgeweben haben den Verdacht aufkommen lassen, dass die Fibromyalgie im zentralen Nervensystem entstehen könnte. Unter dem zentralen Nervensystem versteht man das Gehirn und das Rückenmark im Gegensatz zu den peripheren Nerven, die die Haut, Muskulatur und Knochen vom Rückenmark ausgehend versorgen.

Eine Hypothese über den Ursprung der Fibromyalgie besagt, dass im Gehirn möglicherweise eine Störung von Nervenbotenstoffen (Neurotransmitter), die für die Informationsverarbeitung benötigt werden, vorliegt. Neurotransmitter sind auch an der Verarbeitung von Schmerzinformationen beteiligt. Dies würde erklären, warum trotz eines fehlenden Schmerzauslösers Schmerz wahrgenommen wird. Fibromyalgie-Patienten würden dieser

Theorie zufolge in einem Zustand des ständigen „falschen Schmerzalarms" leben.

Viele Forschungsergebnisse haben bislang zum besseren Verständnis der Schmerzverarbeitung und Schmerzwahrnehmung beigetragen. Das zentrale Nervensystem, das Rückenmark, periphere Nerven und Neurotransmitter bzw. deren Beziehungen zum Fibromyalgie-Syndrom sind intensiv erforscht worden. Vielversprechende Ergebnisse erlauben heute zumindest einen genaueren Blick auf die Wirkungsweise krankhaft veränderter Schmerzerfahrung von Fibromyalgie-Patienten.

Herabgesetzte Schmerzschwelle

Das Konzept vom „falschen Schmerzalarm" bedeutet auf die Fibromyalgie angewandt, dass über lange Zeit eine erhöhte Schmerzwahrnehmung stattfindet. Anders ausgedrückt könnte man sagen, dass bei Fibromyalgie die Schwelle, wann Schmerz empfunden wird, erniedrigt ist (herabgesetzte Schmerzschwelle). Fibromyalgie-Patienten selbst erscheint ihre „Schmerzschwelle" und Schmerzempfindung hingegen als völlig normal.

Berücksichtigt man aber, dass Druck auf die so genannten Tenderpoints nur von Fibromyalgie-Patienten, nicht aber von gesunden Kontrollpersonen als schmerzhaft empfunden wird, weist dies doch auf eine veränderte Schmerzempfindung hin. Dies bedeutet keineswegs, dass sich Fibromyalgie-Patienten ihre Schmerzen nur „einbilden", sondern es lässt sich eher vermuten, dass die Schmerzverarbeitung bei Fibromyalgie dazu neigt, selbst geringste Reize zu massivem Schmerz zu verstärken.

Diese Beobachtungen führten dazu, dass die Signalverarbeitung von Schmerzreizen im Nervensystem genauer untersucht worden ist. Die „Chemie" der Schmerzwahrnehmung scheint bei Fibromyalgie tatsächlich verändert zu sein.

Gestörte Schmerzwahrnehmung

Die Schmerzwahrnehmung wird durch eine Vielzahl biochemischer Prozesse innerhalb und außerhalb von Nervenzellen reguliert. Sie ist auf ein bestimmtes Niveau eingestellt – sonst würden wir immer (wie bei Fibromyalgie) oder niemals Schmerzen empfinden. Ein wichtiger Signalstoff innerhalb von Nervenzellen ist die so genannte Substanz P (siehe Seite 50), die in Nervenzellausläufern mit Verbindung zum Rückenmark als Botenstoff für Schmerz fungiert. Substanz P verursacht die Ausschüttung eines weiteren Botenstoffes (Glutamat), der dann wiederum Botenstoffe (Prostaglandine) aktiviert, die dem zentralen Nervensystem die Botschaft eines schmerzvollen Ereignisses in der Peripherie übermitteln.

In gewisser Weise schmerzunterdrückend wirken hingegen die Nervenbotenstoffe Serotonin sowie körpereigene Opioide (Endorphine). Substanz P und ihr Gegenspieler Serotonin befinden sich mit ihren Wirkungen im Normalfall im Gleichgewicht, sodass keine unsinnigen Schmerzsignale entstehen können. Sowohl zu viel Substanz P als auch zu wenig Serotonin würden demnach zum gleichen Ergebnis führen: erhöhte Schmerzempfindlichkeit ohne sinnvolle Schmerzreize.

Man kann heute durchaus akzeptieren, dass – aus welchen Gründen auch immer – dieses empfindliche Gleichgewicht von Schmerzwahrnehmung und Schmerzregulation bei Fibromyalgie-Patienten gestört ist. Darüber hinaus wissen wir, dass die Informationsverarbeitung im Nervensystem flexibel und anpassungsfähig ist. Dies bedeutet, dass auch Schmerzsignale „gelernt" und „erinnert" werden können: Chronische Schmerzreize werden vom Nervensystem irgendwann als „normal" eingestuft und setzen sich dann als anhaltende Schmerzwahrnehmung fest. Die Forschung bezeichnet diese Fähigkeit des Nervensystems als „Neuroplastizität".

Seitdem die Funktion der Neuroplastizität bekannt ist, hat sich auch die Schmerztherapie dramatisch gewandelt: Es ist heute unumstritten, dass Schmerzen so früh wie möglich und so vollständig wie möglich behandelt werden müssen, um die Gefahr einer auf der Lernfähigkeit des Nervensystems (Neuroplastizität) beruhenden Chronifizierung der Schmerzen zu vermeiden. Aus diesem Grund ist es gerade für die Fibromyalgie von entscheidender Bedeutung, dass sie frühzeitig erkannt und behandelt wird – je länger die Schmerzen ignoriert werden, desto größer ist das Risiko, dass ihre Intensität zunimmt und dass sie zunehmend unbeeinflussbar im zentralen Nervensystem „einprogrammiert" werden.

Man sollte nicht vergessen, dass Schmerz eine sinnvolle und lebenswichtige Wahrnehmung ist, ein Warnsignal zum Schutz der Körperfunktionen. Eine von vielen Theorien über die Ursachen der Fibromyalgie besagt, dass bei dieser Erkrankung eine permanente, abnorm erhöhte Verstärkung von Körpersignalen stattfindet, die für die Betroffenen zur Quelle chronischer Schmerzen wird – aber wie gesagt, dies ist nur eine von vielen Erklärungen.

Substanz P

Die überzeugendsten Belege für die Annahme, dass die Veränderung des Gleichgewichts von Neurotransmittern eine wichtige ursächliche Rolle für die Fibromyalgie spielt, stammen aus Untersuchungen, die sich auf Substanz P beziehen. In einer Studie wurden bei Fibromyalgie-Patienten deutlich erhöhte Konzentrationen von Substanz P in der Rückenmarksflüssigkeit (Liquor) nachgewiesen – im Vergleich zu Normalpersonen waren diese Konzentrationen dreifach erhöht. Diese Befunde sind in weiteren Studien bestätigt worden.

Dennoch sind viele Fragen zum Stellenwert von Substanz P für die Fibromyalgie offen:

- Es ist nicht bekannt, ob Substanz P bei Fibromyalgie-Patienten etwa zu jeder Tageszeit bzw. nachts erhöht ist.
- Es ist nicht klar, ob diese Abweichung der Hauptgrund für die chronischen Schmerzen ist oder nur ein Grund von vielen.
- Es ist nicht bekannt, ob bei anderen Schmerzzuständen ähnliche Veränderungen der Konzentrationen von Substanz P vorliegen.

Und wir wissen nicht, ob ein Mensch auch dann an Fibromyalgie erkranken kann, wenn die Konzentration von Substanz P in der Rückenmarksflüssigkeit vollkommen normal ist.

Serotonin

Der ursächliche Stellenwert des Nervenbotenstoffs Serotonin in Bezug auf die Fibromyalgie ist bei weitem noch nicht aufgeklärt. Serotonin ist ein Nervenbotenstoff, der im Organismus vielfältige Wirkungen auslösen kann, da es sehr unterschiedliche Andockstellen (Rezeptoren) auf Zellen für diesen Botenstoff gibt. Fest steht, dass Serotonin zusammen mit Substanz P an der Regulierung der Schmerzverarbeitung beteiligt ist.

Ist der Serotoninstoffwechsel gestört, kann die Intensität der Schmerzwahrnehmung für den Betroffenen unkontrollierbar verändert sein: Ein Händedruck, ein Herzinfarkt oder eine Hautverletzung können ununterscheidbar starke Schmerzen verursachen. Ähnliches gilt auch für das Gleichgewicht der

Stimmung: Serotonin ist an der Regulierung der Stimmungslage beteiligt, und die von Veränderungen Betroffenen sind unkontrollierbaren Schwankungen der Stimmung (etwa Manie bzw. Depression) ausgeliefert.

Die Vorläufersubstanz von Serotonin ist die essenzielle Aminosäure Tryptophan, die normalerweise mit der Nahrung zugeführt wird. Studienergebnisse haben gezeigt, dass bei Fibromyalgie-Patienten Tryptophan und sechs andere Aminosäuren vermindert vorliegen. Es gibt allerdings mehrere Gründe für die geringen Tryptophan-Konzentrationen, die mit Stoffwechselprozessen zu tun haben.

In zahlreichen Studien wurde nachgewiesen, dass Fibromyalgie-Patienten zu wenig Serotonin im Blut haben. Es konnte auch gezeigt werden, dass die Höhe der Serotoninspiegel im Blut mit der Intensität der Schmerzempfindung korreliert ist. Insbesondere weiß man, dass Blutplättchen Serotonin speichern, das während des Blutgerinnungsprozesses freigesetzt wird. Fibromyalgie-Patienten hatten deutlich weniger Serotonin in den Blutplättchen als gesunde Normalpersonen. Darüber hinaus konnte ein Zusammenhang zwischen dem Serotoningehalt der Blutplättchen und der Anzahl schmerzempfindlicher Tenderpoints nachgewiesen werden.

Einen weiteren Hinweis auf die Ursache des verminderten Serotoningehalts lieferten diese Studienergebnisse: Bei Patienten mit Fibromyalgie wurden Antikörper gegen Serotonin gefunden – Antikörper sind Immunzellen, die bestimmte Stoffe, in diesem Fall Serotonin, zerstören können.

Auch für das Gleichgewicht der Hormone im Körper ist Serotonin von großer Bedeutung. Die Hirnanhangdrüse, die unter anderem die Produktion von Wachstumshormon, IGF-1 in der Leber und kortisonartigen Stoffen in den Nebennierendrüsen steuert, besitzt viele Andockstellen für Serotonin. Zu wenig Serotonin kann auf diesem Weg zu einer veränderten Hormonregulierung beitragen und unterschiedliche Beschwerden im ganzen Körper auslösen.

Die Tatsache, dass bestimmte Antidepressiva nicht nur den Serotoninstoffwechsel, sondern auch die Schmerzwahrnehmung bei Fibromyalgie günstig beeinflussen können, unterstreicht den Stellenwert dieses Nervenbotenstoffs für die Fibromyalgie. So genannte Serotonin-Wiederaufnahmehemmer (SSRI), die mehr Serotonin an den Kontaktstellen von Nervenzellen verfügbar machen, werden in vielen Fällen erfolgreich zur Behandlung der Fibromyalgie eingesetzt.

Der richtige Arzt

Die meisten Fibromyalgie-Patienten wissen, wie schwierig es ist, einen Arzt zu finden, der ihre Beschwerden ernst nimmt – die jahrlange Odyssee von Arzt zu Arzt ist eher die Regel als die Ausnahme. Der erste Schritt ist der schwierigste: Der Patient muss sich einen Arzt suchen, der mit der klinischen Diagnose der Fibromyalgie vertraut ist. Ein solcher Arzt wird auch über die Möglichkeiten einer Behandlung gut informiert sein.

Erster Ansprechpartner ist meist der Hausarzt, der Internist oder der Gynäkologe. Bei Rheumatologen kann ebenfalls erwartet werden, dass sie über die Diagnose und Therapie der Fibromyalgie gut informiert sind. Viele Patienten haben allerdings mit Orthopäden keine ermutigenden Erfahrungen gemacht. Vielfach orientiert sich die Orthopädie noch zu sehr an den Grundsätzen der „Reparaturmedizin" bzw. wird etwas einseitig auf die schnelle Mobilisierung und eine mitunter einfallslose Schmerztherapie ausgerichtet sein. Insbesondere Fibromyalgie-Patientinnen berichten über eine allzu schnelle Einordnung unter der Rubrik „somatoforme Störung" – um nicht zu sagen „alles Einbildung" bzw. „psychische Störung"! – durch Orthopäden. Wenn es ein medizinisches Fachgebiet gibt, dem die Berücksichtigung ganzheitlicher Aspekte in der Behandlung von Krankheiten bzw. leidender Menschen besonders gut tun würde, so ist dies die Orthopädie.

Beispiele orthopädischer Fehldiagnosen bei Fibromyalgie-Patienten

- „Abnützung im Kniegelenk"
- „Achillodynie"
- „Ausstrahlender Fibromyalgieschmerz"
- „Beginnender Bandscheibenvorfall"
- „Facettensyndrom"
- „Fersensporn"
- „Frauenleiden"
- „Halswirbelsäulensyndrom"
- „Hüftgelenksarthrose"
- „ISG-Arthrose"
- „Lendenwirbelsäulensyndrom"
- „Osteoporose"
- „Rückenleiden"
- „Schulterarthrose"
- „Senk-Spreizfuß"
- „Somatoforme Störung"
- „Weichteilrheuma"

Renate – die Kunst des Gehens

Mit 40 Jahren unterzog sich Renate wegen Schmerzen im rechten Knie einer endoskopischen Untersuchung mit operativer Glättung der Kniegelenkflächen. Die Knieprobleme waren seit vier Jahren mehr oder weniger ausgeprägt gewesen, rechts stärker als links, und zahlreiche Spritzenkuren bei Sportmedizinern und Orthopäden hatten nicht zur Beschwerdefreiheit geführt. Auch eine Arthroskopie zwei Jahre zuvor war erfolglos geblieben.

Renate war mittlerweile nicht mehr in der Lage, Treppen zu steigen, konnte noch nicht einmal die kurzen Trittbretter im Einstieg eines Eisenbahnwaggons benutzen. Die Beugung im Kniegelenk war auf Grund der Schmerzen fast unmöglich. Renate gelang es kaum, in die Hocke zu gehen, und sie konnte sich nur unter großen Schmerzen bücken. Gelegentlich strahlten die Schmerzen bis in das Gesäß und den Rücken aus, manchmal spürte sie auch brennenden Schmerz in den Fußsohlen. Nächtliche Wadenkrämpfe und Schlafstörungen machten Renate zusätzlich schwer zu schaffen.

Schließlich wurde die Diagnose „schwerste Abnutzung im Kniegelenk" gestellt und das rechte Kniegelenk durch eine Prothese ersetzt. Aber bereits kurze Zeit nach dem Eingriff kehrten die alten Schmerzen in gewohnter Stärke zurück. Trotz monatelanger Krankengymnastik gelang es Renate nicht, das operierte Knie ohne Schmerzen durchzustrecken und beim Gehen die Ferse zu belasten. Es folgte ein längerer Kuraufenthalt zur Rehabilitation. Allerdings war eine physikalische Therapie nur mit Hilfe von Schmerzmitteln möglich. Wiederholte Röntgenaufnahmen blieben ohne krankhaften Befund, das künstliche Kniegelenk war offensichtlich in Ordnung – ein unlösbares Rätsel für die behandelnden Ärzte!

Die ganze ärztliche Kunst hatte bei Renate bislang nichts ausrichten können, und als ich das erste Mal mit ihr sprach, sagte sie zu mir: „Wissen Sie Herr Doktor, eigentlich habe ich seit sechs Jahren durchgehend und unverändert Schmerzen – egal, was mir die Ärzte einzureden versuchen!"

Die Akupressurdiagnostik ergab, dass bei Renate die für die Fibromyalgie typischen Druckstellen äußerst schmerzhaft reagierten, und nach einigen Tagen Bedenkzeit stimmte sie einer Operation am rechten Innenknöchel zu. Vier Wochen nach der Quadrantenschmerz-Intervention betrat Renate aufrecht gehend mein Sprechzimmer. Die chronischen Schmerzen waren nach Jahren endlich besiegt.

Information und Arztwahl

Sie haben als Patient die freie Arztwahl. Wenn Sie auf einen nicht informierten Arzt treffen – oder auf einen Arzt, der gegenüber der Fibromyalgie eine ablehnende Haltung einnimmt, empfiehlt es sich, so lange zu suchen, bis Sie einen Arzt gefunden haben, der Ihre Beschwerden ernst nimmt und Ihnen ausreichend lange zuhört. Beides sind wichtige Grundvoraussetzungen für die Diagnose der Fibromyalgie. Neben der Tenderpoints-Untersuchung ist die Patientenvorgeschichte (Anamnese) die zweite diagnostische Säule.

Vorinformationen über die eigene Erkrankung sind vor einem Arztbesuch immer empfehlenswert. Falls Sie bereits den Verdacht haben, dass Sie an einer Fibromyalgie leiden könnten, sollten Sie die heute zur Verfügung stehenden Informationsmöglichkeiten nutzen:

- Besuchen Sie eine größere Buchhandlung und verschaffen Sie sich einen Überblick über die Ratgeberliteratur zum Thema Fibromyalgie.
- Besuchen Sie eine öffentliche Bibliothek und informieren Sie sich mit Hilfe medizinischer Nachschlagewerke und Lexika oder mit vorhandenen Fachbüchern – der Fachgebiete Rheumatologie, Orthopädie und Schmerz – über die Fibromyalgie.
- Nutzen Sie das Internet oder bitten Sie jemanden, der Zugang zum Internet hat, um Hilfe bei der Suche nach Informationen über die Fibromyalgie.
- Nehmen Sie Kontakt zu Selbsthilfegruppen in Ihrer Nähe auf, die Ihnen Informationen über die Fibromyalgie zukommen lassen können.

Nach wie vor müssen Sie damit rechnen, dass die Fibromyalgie sowohl in der Ärzteschaft als auch in der breiten Öffentlichkeit noch unzureichend bekannt ist. Es ist deshalb besser, Sie sind selbst gut vorinformiert. Sie können dann Ihrem Arzt die richtigen Fragen stellen, um befriedigende Antworten zu bekommen.

Fibromyalgie-Informationen im Internet

- Tippen Sie bei der Suche mit Hilfe von so genannten „Suchmaschinen“ die Begriffe „Fibromyalgie“, „Fibromyalgie-Syndrom“, „fibromyalgia“ (engl.) oder „FMS“ ein.

- Klicken Sie an, dass Sie nur deutsche bzw. alle internationelen Webseiten sehen möchten.
- Gute Suchmaschinen sind:
  - www.google.de
  - www.altavista.de
  - www.yahoo.de
- Hinweise auf Internetkontakte finden Sie auch im Serviceteil dieses Buches.

Den richtigen Arzt finden

- Lassen Sie sich zuerst von Ihrem Hausarzt beraten.
- Lassen Sie sich von einem Internisten beraten.
- Lassen Sie sich von einem Rheumatologen beraten.
- Erkundigen Sie sich bei einer Selbsthilfegruppe nach einem mit der Fibromyalgie vertrauten Arzt.
- Meiden Sie Ärzte, von denen Sie sich nicht verstanden fühlen.
- Meiden Sie Ärzte, die Ihnen nicht genügend Zeit und Aufmerksamkeit schenken.
- Meiden Sie Ärzte, die Ihnen folgende Frage stellen: „Wo tut es weh? Deuten Sie auf die schmerzende Körperpartie!"
- Verlassen Sie die Praxis sofort, wenn Ihnen nach fünf Minuten Beratung eine Operation vorgeschlagen wird.
- Misstrauen Sie Therapievorschlägen und Therapeuten, die in der Massenpresse – häufig mit Unterstützung von Prominenten – als besonders erfolgreich angepriesen werden.
- Ist das Wartezimmer brechend voll, kann dies ein Hinweis darauf sein, dass die Therapie vielleicht doch nicht so wirksam ist wie behauptet.
- Machen Sie von Ihrem Wahlrecht Gebrauch, wechseln Sie in Zweifelsfällen zu einem anderen Arzt.
- Entscheiden Sie sich für den nach Ihrer Einschätzung und Überzeugung richtigen Arzt.
- Folgen Sie Ihrem inneren Gefühl, lassen Sie sich nicht beirren, entscheiden Sie sich selbstbewusst und gut vorinformiert.

Man kann es bedauern oder nicht: Eigeninitiative und eine Portion gesundes Misstrauen sind in der heutigen Zeit für den medizinisch Hilfesuchenden bei der Entscheidung für einen Arzt oder ein Behandlungsverfahren wichtige Erfolgsvoraussetzungen. Lassen Sie sich nicht entmutigen, es gibt auch viele Ärzte, die gut Bescheid wissen. So hart es klingen mag, es ist Ihre Aufgabe, einen solchen Arzt zu finden.

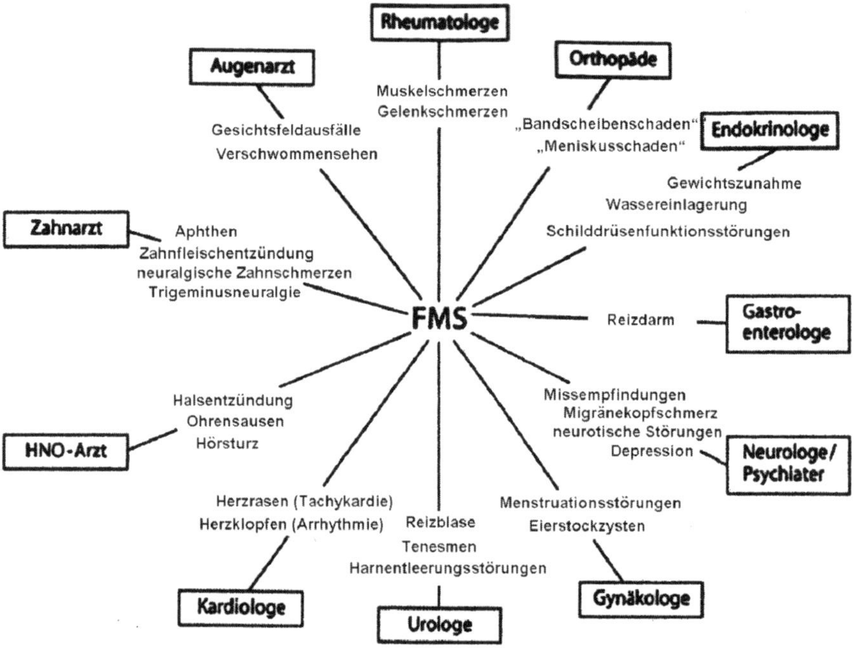

Fachärzte, die an der Diagnose bzw. Behandlung eines Fibromyalgie-Syndroms beteiligt sein können (nach Hoffmann/Lindner 1999)

Melanie – Fibromyalgie statt Rheuma

Mit sieben Jahren war Melanie aus dem Zillertal ein quicklebendiges hübsches Mädchen. Eines Tages war sie beim Spielen von einem Baum abgerutscht und zwei Meter tief mit dem Rücken auf die Grasnarbe gestürzt. Trotz Schmerzen im Rücken, im Kopf, in den Armen und zwischen den Schulterblättern musste sie auf dem elterlichen Hof weiter mithelfen. Und der Arzt versprach der Mutter damals, das Mädchen werde schon aus den Schmerzen „herauswachsen". Aber die Kopf- und Gesichtsschmerzen wurden im Gegenteil immer stärker, ebenso die Handgelenksschmerzen. Doch der Hausarzt wusste Rat: „Die Kleine hat festes, dichtes Haar. Die Zöpfe sind zu schwer für den kleinen Kopf, die müssen weg!" Kein Flehen und Weinen half, die Zöpfe wurden abgeschnitten, und seit ihrem 14. Lebensjahr trug Melanie kurzgeschnittenes Haar – dennoch blieben die Schmerzen.

Diese Erfahrung hat Melanie bis heute nicht vergessen: „Immer, wenn ich mich über Schmerzen beklagt habe, hat man etwas weggeschnitten." Als sie Schmerzen im Vorfuß hatte, wurde ein Stück des Fußballens entfernt. Als sie Schmerzen im rechten Knie hatte, wurde der Meniskus entfernt. Als sie Schmerzen in der Leiste hatte, wollte man ihr wegen einer Gebärmuttersenkung die Gebärmutter herausschneiden. Seitdem hat sie keinen Arzt mehr an sich heran gelassen.

Melanie war 42 Jahre alt, verheiratet und mehrfache Mutter, als sie das erste Mal zu mir kam – und sie bezeichnete sich selbst als „alt". Obwohl sie bereits wegen eines Karpaltunnel-Syndroms am Handgelenk operiert worden war, konnte sie wegen der chronischen Schmerzen keine Hausarbeit verrichten. Darüber hinaus litt Melanie ständig an Ohrensausen, Kaubeschwerden, Stirnhöhlenentzündungen und Schmerzen im Brustkorb. Sie galt als seronegative „Rheumapatientin", wurde aber trotzdem mit Kortison behandelt. Sie hatte sich deshalb an mich gewandt, weil die Rheumatologen beabsichtigten, eine Chemotherapie mit dem starken Zellgift Methotrexat durchzuführen.

Die körperliche Untersuchung mit Akupressurtechnik ergab, dass Melanie seit ihrem Sturz vom Baum an einer Fibromyalgie gelitten hatte. Die Fibromyalgie hatte den rechten oberen Quadranten und den rechten unteren Quadranten befallen, die linke Körperhälfte war weniger von Schmerzen betroffen. Nach einer Operation am rechten oberen Quadranten verschwanden die Kopf- und Gesichtsschmerzen innerhalb eines Monats, und ein halbes Jahr nach der Quadrantenschmerz-Intervention war Melanie beschwerdefrei. Heute fühlt sie sich auch ohne Zöpfe 43 Jahre jung.

Der erste Arztkontakt

Einen guten Arzt zu finden ist genauso schwierig wie einen guten Anwalt zu finden. Dieser Tatsache sind Sie sich vielleicht nicht bewusst, da die Selbstdarstellung der Ärzteschaft genau das Gegenteil behauptet: Alle Ärzte sind gleich gut, gehen Sie zum nächstbesten Arzt! – Denken Sie daran, dass Pauschalurteile immer falsch sind, Ärzte sind genauso wenig gleich gut wie Handwerker, Polizeibeamte, Anlageberater, Reiseveranstalter oder Lehrer. Die Zeiten, da ein Arzt als „Halbgott in Weiß" gelten konnte, sind schon lange vorüber. Eine Arztpraxis macht heute in vielen Bereichen eher den Eindruck eines markt- bzw. wettbewerbsorientierten mittelständischen Unternehmens, das ökonomischen Veränderungen in gleicher Weise unterworfen ist wie ein Laden für Autoersatzteile.

Die Hintergründe für diese Fehlinformation sind vielfältig und können an dieser Stelle nicht diskutiert werden. Tatsache ist, dass die Grundausbildung der Ärzte gleich sein mag, die Umsetzung der Ausbildung in eine sinnvolle praktische Tätigkeit jedoch von der Persönlichkeit des Einzelnen abhängt. Darüber hinaus ist vor allem die Schmerztherapie kein obligater Bestandteil der ärztlichen Ausbildung.

Als Patient mit dem Verdacht, an einer unheilbaren Erkrankung wie der Fibromyalgie zu leiden, haben Sie das Recht, mehrere Ärzte zu befragen!

- Die Grundlage der Diagnose der Fibromyalgie ist eine ausführliche Befragung des Patienten durch den Arzt (Anamnese).
- Die ausführliche körperliche Untersuchung mit Kontrolle der Tenderpoints ist die zweite wichtige Voraussetzung der Fibromyalgie-Diagnose.

Wenn Sie bemerken, dass gerade diese beiden Punkte beim Erstkontakt mit dem Arzt nicht ausreichend gewürdigt werden, können Sie den Arzt mit Hilfe Ihrer Vorinformationen freundlich darauf hinweisen. Sollte der Arzt auf diesen Hinweis irritiert oder verärgert reagieren, empfiehlt sich ein sofortiger Arztwechsel.

Machen Sie die Arzthelferin bei der Absprache eines ersten Sprechstundentermines darauf aufmerksam, dass es sich um ein längeres Gespräch handeln wird, da Sie den Verdacht haben, an einer Fibromyalgie zu leiden.

Machen Sie auch im ersten Gespräch Ihren Arzt auf Ihre Verdachtsdiagnose aufmerksam. Beim Erstkontakt mit dem Arzt sollten Sie darauf achten, ob er Ihnen zuhört, Ihren Fibromyalgie-Verdacht möglicherweise aus seiner Sicht bestätigen kann und weiterführende diagnostischen Schritte einleitet.

Der Arzt wird dann verschiedene Untersuchungen anordnen, etwa eine Blutentnahme zur Bestimmung der wichtigsten Laborwerte. Vereinbaren Sie einen zweiten Termin oder beraten Sie sich über die Möglichkeiten, den Nutzen oder Sinn einer Überweisung an einen Facharzt.

Dass die Diagnose sofort gestellt wird, ist sehr unwahrscheinlich – wechseln Sie Ihren Arzt, wenn er innerhalb von fünf Minuten zu einer Diagnose kommt! Da auch die – häufig knapp bemessene – Zeit eines Arztes sinnvoll genutzt werden sollte, ist es sehr zu empfehlen, dass Sie ihm eine kurze Übersicht über Ihr Beschwerdebild geben können. Sie können Ihre Beschwerden und Fragen auch bereits in Ruhe zu Hause notieren und ihm in der Sprechstunde Ihre Notizen vorlegen. Es ist gut zu wissen, welche Fragen den Arzt am meisten interessieren.

Fragen des Arztes bei Fibromyalgie-Verdacht

- Beschreiben Sie Ihre aktuellen Beschwerden und Symptome.
- Wann haben Ihre Beschwerden begonnen?
- Wo haben sich die ersten Symptome gezeigt?
- Wie haben sich die Schmerzen weiter entwickelt oder ausgebreitet?
- Gibt es mit diesen Symptomen verknüpfte andere Krankheitszustände, etwa Reizdarm, Reizblase, Kopfschmerzen, Depression oder Angstzustände?
- Leiden Sie an Schlafstörungen (Einschlaf- oder Durchschlafstörungen), wachen Sie nachts häufiger auf, fühlen Sie sich morgens „gerädert“ bzw. tagsüber erschöpft?
- Welche anderen Erkrankungen liegen vor, etwa eine Schilddrüsenerkrankung, eine Zuckerkrankheit oder eine Herzerkrankung?
- Welche Arzneimittel nehmen Sie gegenwärtig ein?
- Welche Arzneimittel haben Sie früher eingenommen?
- Sind Sie in der Vergangenheit operiert worden? Wann? Warum?
- Welche Labor- und Röntgenuntersuchungen wurden bereits durchgeführt? Mit welchem Ergebnis?

Seien Sie nachsichtig mit Ihrem Arzt, wenn Sie selbst über die Fibromyalgie gut vorinformiert sind und Ihr Arzt nicht. Sie brauchen einen Arzt als verlässlichen Partner auf Ihrem Weg zur besseren Kontrolle von Symptomen und zu einem Leben mit weniger Schmerz. Geben Sie nicht mit Ihrem Wissen an. Freundliche, aber bestimmte Höflichkeit ist erforderlich, um eine wirksame und vertrauensvolle Zusammenarbeit mit dem behandelnden Arzt zu erreichen. Beurteilen Sie nach dem ersten Kontakt für sich selbst, ob und in welchem Umfang Sie mit diesem ersten Arztgespräch zufrieden sind.

Checkliste Arztwahl

- Hat der Arzt zugehört? . . . . ☐
- War der Arzt an meinem Leidensweg interessiert? . . . . ☐
- Hat der Arzt Interesse gezeigt? . . . . ☐
- Hat sich der Arzt ausreichend Zeit für das erste Gespräch genommen? . . . . . . ☐
- Hatte ich den Eindruck, dass sich der Arzt bereits mit der Fibromyalgie beschäftigt hat? . . . . ☐
- Hatte ich den Eindruck, dass der Arzt bereit wäre, etwas dazuzulernen bzw. sich selbst über die Fibromyalgie zu informieren? . . . . ☐

- Wechseln Sie auf alle Fälle den Arzt, wenn dieser nicht zuhören kann, nicht bereit ist Neues dazuzulernen, nicht vorurteilsfrei argumentiert oder Ihre Belange nicht ernst nimmt.
- Wenn Sie der Arzt mit dem Hinweis unterbricht, er habe nicht so viel Zeit zum Zuhören, ist er für Sie kein geeigneter Gesprächspartner.
- Grundlage jeder sinnvollen Diagnostik und Behandlung der Fibromyalgie ist das freundschaftliche und vertrauenswürdige Miteinander von Patient und Arzt.

Als gut informierter Patient wissen Sie bereits, dass keine Wunder zu erwarten sind und dass bisher keine Labortests oder röntgenologische bzw. bildgebende Verfahren existieren, die die Fibromyalgie nachweisen könnten. Dies kann nur eine exakte ausführliche Anamnese sowie eine exakte und ausführliche körperliche Untersuchung. Labor- und Röntgenuntersuchungen sowie andere diagnostische Verfahren können jedoch dazu benutzt werden, um möglicherweise gleichzeitig vorliegende Erkrankungen auszuschließen oder nachzuweisen.

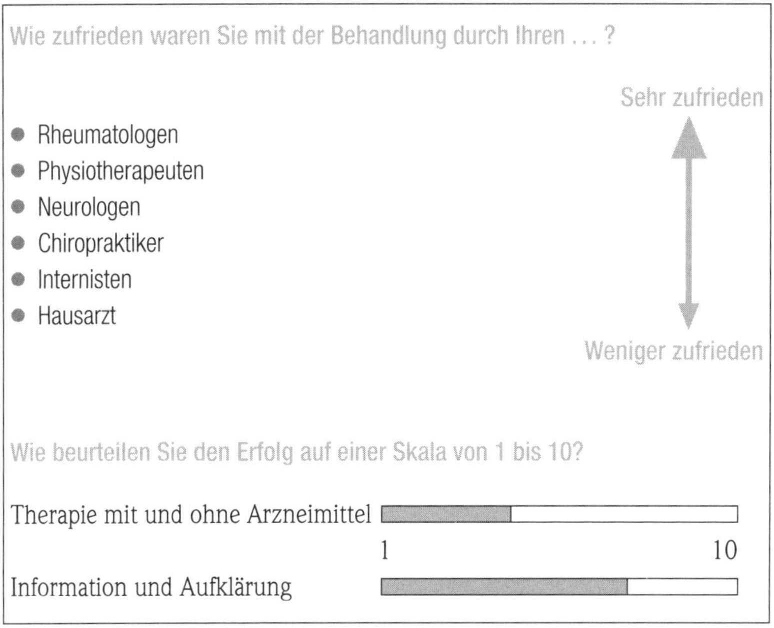

Ergebnisse einer Befragung von mehr als 6000 Fibromyalgie-Patienten in den USA (Fibromyalgia Network Newsletter 1997)

Kompetente Partnerschaft

Der wahre Experte für die Fibromyalgie ist der Patient selbst. Als Betroffener wissen Sie auf der Grundlage Ihrer meist jahrelangen Erfahrung mit den Symptomen der Fibromyalgie mehr als jeder andere über diese Erkrankung. Nur Sie selbst spüren die Schmerzen, nicht der Arzt, nicht die Arzthelferin, nicht der Pfleger und auch nicht Ihre Krankenkasse. Sie selbst wissen am besten, welche Art von Lebensgestaltung Ihren Zustand verbessert oder verschlimmert.

Aus diesem Grund ist eine Partnerschaft mit einem Arzt anzustreben, die die Kompetenz des betroffenen Patienten anerkennt und auch aus ärztlicher Sicht zum Vorteil des Patienten nutzbar macht. Viele Fibromyalgie-Patienten sind besser informiert als Ihr Arzt, kennen häufig auch die neuesten Denk- und Therapieansätze.

Kompetente Partnerschaft von Arzt und Patient bedeutet auch, dass der Patient nicht in eine passive Rolle verfällt, sondern aktiv an der Strategie zur Behandlung seiner Symptome mitwirkt. Der Fibromyalgie-Patient bestimmt selbst, wie intensiv etwa ein körperliches Training sein kann. Nicht zuletzt entscheidet er auch selbst, ob und wie viel er von den vom Arzt vorgeschlagenen Arzneimitteln einsetzt.

Der Fibromyalgie-Patient wird so zum respektierten Gesprächspartner für den Arzt. Ärzte, die dies auf Grund ihres Selbstverständnisses weder ertragen können noch wollen, werden als mögliche Behandlungspartner ausscheiden. Man sollte nicht vergessen, dass Fibromyalgie-Patienten an mehreren Fronten kämpfen müssen und kompetente Unterstützung benötigen:

- Der Fibromyalgie-Patient muss mit seiner Familie zurecht kommen und die Familie mit ihm.
- Der Fibromyalgie-Patient muss mit seinen Freunden und Bekannten zurecht kommen und diese mit ihm.
- Der Fibromyalgie-Patient muss in seinem Beruf zurecht kommen bzw. Kollegen und Vorgesetzte mit ihm.

Fibromyalgie ist keine „eingebildete", sondern eine echte Erkrankung, die der Behandlung bedarf – einer Langzeitbehandlung, die gleichermaßen mit Erfolgen, mit Frustrationen und mit Rückschlägen verbunden sein kann.

Hauptaufgabe des behandelnden Arztes als kompetenter Partner im Kampf gegen die Fibromyalgie ist der Einsatz seiner Sachkenntnis in Bezug auf die symptomatische Behandlung: eine sinnvolle Arzneimitteltherapie bei Schmerzen, Ermüdung, Schlafstörungen, Angebote zur Überweisung an Spezialisten sowie Angebote konventioneller, alternativer oder unkonventineller Therapien, die die Behinderung des Patienten vermindern helfen. Der Arzt muss allerdings immer akzeptieren können, dass die Fibromyalgie nur sehr begrenzt beeinflussbar ist: Die Fibromyalgie ist nach gegenwärtigem Kenntnisstand behandelbar, aber nicht heilbar.

Behandlungskonzepte der Fibromyalgie

Da die Ursachen der Fibromyalgie noch unbekannt sind, kann es keine Therapie geben, die bei jedem Patienten wirksam ist und ihn von seinen Beschwerden für immer befreit. Wer dies behauptet, lügt. Die aktuellen Behandlungskonzepte der Fibromyalgie beruhen im Wesentlichen darauf, schwer beeinträchtigende Symptome, wie Schmerz, Müdigkeit oder Schlafstörungen zu bekämpfen.

Die Erfahrung mit bisherigen Behandlungskonzepten hat gezeigt, dass die individuell sinnvolle Kombination von Therapien – ein so genanntes multimodales Behandlungskonzept – am erfolgversprechendsten ist. Die simple, an einzelnen Beschwerden orientierte „Reparaturmedizin" versagt in der Regel. Sehr gute Ergebnisse wurden demgegenüber mit ganzheitlichen Behandlungskonzepten erzielt, die sowohl schulmedizinische als auch alternative sowie unkonventionelle Therapieverfahren mit neuem Denkansatz berücksichtigen – wie etwa die von mir entwickelte chirurgische Quadrantenschmerz-Intervention.

Die betroffenen Patienten haben meist die Qual der Wahl aus einer Fülle von Therapieangeboten, und sie werden je nach dem Schweregrad der Beschwerden meist eine Kombination von Behandlungen bevorzugen. Neben der Aufklärung und Information über mögliche Ursachen, Diagnose und Therapie der Fibromyalgie steht eine breite Palette von Behandlungsangeboten konventioneller, alternativer und unkonventioneller Art zur Auswahl. An dieser Stelle soll ein Überblick über die zur Verfügung stehenden Behandlungsmöglichkeiten gegeben werden.

Therapiekonzepte der Fibromyalgie

Soziale Therapie

- Aufklärung und Information der Patienten über die Erkrankung und Therapie
- Aufklärung und Information des sozialen Umfelds der Patienten über die Erkrankung und Therapie

- Beratung über sinnvolle Änderungen des Lebensstils
- Unterstützung bei gutachterlichen Konfliktsituationen und Berentungsproblemen

Konventionelle Therapie
- Arzneimitteltherapie
- Physiotherapie
- Psychotherapie
- Lokale Schmerztherapie

Unkonventionelle Therapie
- Quadrantenschmerz-Intervention

Alternative Therapie
- Heilpflanzen und Nahrungsergänzungsmittel
- Homöopathie
- Ernährung
- Antistressprogramme
- Chiropraktik
- Traditionelle chinesische Medizin

Arzneimitteltherapie

Entsprechend der komplexen Symptomatik der Fibromyalgie können auch Arzneimittel sehr unterschiedlichen Wirkprinzips angewendet werden: Schmerzmittel (Analgetika), Antidepressiva, Beruhigungsmittel oder Muskelrelaxanzien. Für die Arzneimitteltherapie gilt generell – mit Ausnahme von Schmerzmitteln –, dass meist sehr geringe Dosierungen ausreichend sind.

Da Fibromyalgie-Patienten nicht an einer psychischen Erkrankung leiden, ist auch eine entsprechend geringere Dosierung als die üblicherweise empfohlene Dosierung erforderlich. Der häufigste Fehler bei einer Arzneimitteltherapie der Fibromyalgie ist die zu hohe Dosierung – mit entsprechenden Nebenwirkungen.

Es sei daran erinnert, dass die Symptome bei jedem Fibromyalgie-Patienten anders sind und deshalb auch bei jedem Patienten eine individuell abgestimmte Behandlung durchgeführt werden muss.

Analgetika

Für die Schmerztherapie stehen Schmerzmittel (Analgetika) zur Verfügung. Diese Arzneimittelgruppe umfasst die so genannten nicht steroidalen Analgetika (NSAID, NSAR), aber auch dem Schweregrad entsprechend unterschiedlich stark wirksame, opiumartige Betäubungsmittel (Opiode). Stärker wirksame Opioide unterliegen dem Betäubungsmittelgesetz und müssen auf einem besonderen Rezept vom Arzt verordnet werden. Viele Ärzte scheuen diesen Aufwand noch immer – zum Nachteil der von schweren Schmerzen beeinträchtigten Patienten. Das Vorurteil, dass opioidhaltige Schmerzmittel süchtig machen, ist falsch und kontraproduktiv: Aktuelle Opioide sind bei sachgerechter Anwendung sicherer und verträglicher als so manches Beruhigungsmittel.

Viele Patienten mit Fibromyalgie berichten über eine Besserung der Schmerzen durch Aspirin (Acetylsalicylsäure) ähnliche Wirkstoffe. Man sollte allerdings nicht vergessen, dass bei chronischer Anwendung von NSAID die Gefahr für Magen-Darm-Erkrankungen ansteigt. Neue, so genannte COX-2-Hemmer, sollen besser verträglich sein. Einige NSAID sind auch rezeptfrei erhältlich, und die meisten Ärzte verschreiben bei Schmerzen zunächst solche Mittel:

- Ibuprofen erhöht kombiniert mit Psychotherapeutika deren Wirksamkeit.
- Naproxen kombiniert mit dem trizyklischen Antidepressivum Amitriptylin verbessert offensichtlich die Schmerzlinderung und die Schlafqualität.

Erweisen sich NSAID bei schweren Schmerzen langfristig als unzureichend wirksam, kann die kurzfristige Anwendung von Opioiden sinnvoll sein. Es muss heute als Kunstfehler bezeichnet werden, wenn ein Arzt einem Patienten mit schweren Schmerzen Opioide vorenthält. Ärzte dürfen diese Präparate nicht verweigern, wenn sie sich nicht haftbar und strafbar machen wollen. Bestehen Sie darauf, dass Sie ein wirksames Schmerzmittel bekommen!

Analgetika bei Fibromyalgie

Nicht steroidale, peripher wirksame Wirkstoffe (NSAID)

- Acemetacin
- Acetylsalicylsäure (ASS)
- Azapropazon
- Celecoxib
- Diclofenac
- Diflunisal
- Fenbufen
- Flurbiprofen
- Ibuprofen
- Indometacin
- Ketoprofen
- Meloxicam
- Naproxen
- Piroxicam
- Sulindac

Zentral wirksame Wirkstoffe (Opioide)

Schwach bis mittelstark wirksam

- Codein
- Dextropropoxyphen
- Dihydrocodein
- Hydrocodon
- Tilidin
- Tramadol

Stark wirksam

- Buprenorphin
- Fentanyl
- Hydromorphon
- Oxycodon
- Pentazocin
- Pethidin

Trizyklische Antidepressiva (TCA)

Mit Hilfe von trizyklischen Antidepressiva kann die Schlafqualität (der so genannte Delta-Schlaf) verbessert werden, die Verfügbarkeit von Serotonin an Nervenkontaktstellen (Synapsen) erhöht sich, und die Wirksamkeit körpereigener schmerzhemmender Substanzen (endogene Opiate) steigt an. Antidepressiva wirken stimmungsaufhellend. Die Nebenwirkungen trizyklischer Antidepressiva umfassen Verstopfung, Mundtrockenheit, Benommenheit, Gewichtszunahme, Verschwommensehen, Harnentleerungsstörungen, Angst und Herzklopfen. Trizyklische Antidepressiva werden ein bis zwei Stunden vor dem Zubettgehen eingenommen.

Die Wirksamkeit und Verträglichkeit von Amitriptylin ist in vielen Studien im Vergleich zu einem unwirksamen Scheinmedikament (Plazebo) untersucht worden. Manche Fibromyalgie-Patienten haben von Amitriptylin profitiert, für andere Patienten war diese Substanz hingegen unverträglich. In der Regel sind nur sehr geringe Dosierungen (6 bis 10 Milligramm pro Tag) erforderlich, Nebenwirkungen und ein „Hangover" tagsüber werden dadurch vermieden. Die Wirksamkeit kann nach einigen Monaten Anwendung nachlassen.

Für Nortriptylin sind keine Ergebnisse aus plazebokontrollierten Studien mit Fibromyalgie verfügbar. Allerdings wird diese Substanz meist besser vertragen als Amitriptylin. Auch Nortriptylin sollte nur sehr gering dosiert angewandt werden. Gleiches gilt für Doxepin, das in der Regel besser vertragen wird.

Trizyklische Antidepressiva bei Fibromyalgie

- Amitriptylin
- Doxepin
- Nortriptylin

Serotonin-Wiederaufnahmehemmer (SSRI)

Serotonin-Wiederaufnahmehemmer gehören der neuesten Generation von Antidepressiva an. Da diese Substanzen den Serotoningehalt an den Nervenkontaktstellen (Synapsen) erhöhen, erscheinen sie in Bezug auf das bei Fibromyalgie-Patienten meist vorliegende Serotonindefizit zur Behandlung besonders geeignet. SSRI sind deutlich besser verträglich als trizyklische Antidepressiva und wirken stimmungsaufhellend. Nebenwirkungen umfassen Schwindel, Unruhezustände, Magen-Darm-Störungen und Gewichtsabnahme. Millionen Menschen mit Depression haben bislang von einer Behandlung mit Fluoxetin profitiert. Auch bei SSRI wird zur Behandlung nur eine deutlich geringere Dosierung als bei Depression empfohlen.

Fluoxetin ist in plazebokontrollierten Studien auch bei Fibromyalgie-Patienten untersucht worden. Es erwies sich als gut stimmungsverbessernd bei Depression, beeinflusste allerdings die Schmerzen nicht. Paroxetin ist ein hochselektiver SSRI, für den noch keine Studiendaten bei Fibromyalgie verfügbar sind. Sertralin wird häufig mit einem Beruhigungsmittel (Sedativum) kombiniert, um den Schlaf zu verbessern. Die Erfahrung hat auch gezeigt, dass mit Sertralin möglicherweise Schmerzen und Müdigkeit günstig beeinflusst werden können. Studiendaten bei Fibromyalgie fehlen geichfalls. Der Stellenwert von Sertralin in der Fibromyalgie-Therapie ist noch unklar.

Serotonin-Wiederaufnahmehemmer (SSRI) bei Fibromyalgie

- Fluoxetin
- Paroxetin
- Sertralin

Muskelrelaxanzien

Da man davon ausgeht, dass Muskelverspannungen zur Schmerzsymptomatik bei Fibromyalgie beitragen, erschien es sinnvoll, muskelentspannende Wirkstoffe (Muskelrelaxanzien) zur Behandlung einzusetzen. Muskelrelaxanzien können Muskelverspannungen und die Schmerzempfindlichkeit von Tenderpoints vermindern, die Schlafqualität verbessern und Müdigkeit vorbeugen. Nebenwirkungen umfassen Verstopfung, Mundtrockenheit, Benommenheit, Kopfschmerz, Schwindel und Herzklopfen.

In plazebokontrollierten Studien mit Fibromyalgie-Patienten hat sich Cyclobenzadrin als wirksam erwiesen. Insgesamt gleichen die Wirkungen von Cyclobenzadrin der Wirkung von Amitriptylin. Ein Viertel der Normaldosis vor dem Zubettgehen wird empfohlen. Orphenadrin hat sich vor allem bei Fibromyalgie-Patienten bewährt, die weder Amitriptylin noch Cyclobenzadrin vertragen. Orphenadrin wirkt offensichtlich gut schmerzhemmend, verlässliche Studiendaten fehlen allerdings. Gelegentlich wird Orphenadrin mit anderen Arzneimitteln kombiniert eingesetzt.

Das Muskelrelaxans Tolperison reduziert in therapierelevanter Konzentration die Erregbarkeit spannungsgesteuerter Natriumkanäle auf Nervenfasern sowie möglicherweise auch von Natriumkanälen auf Dendriten von ZNS-Neuronen. Tolperison kann als Bestandteil integrierter komplexer Strategien zur Begleitbehandlung des Fibromyalgie-Syndroms eine wirksame pharmakologische Option zur Dekonditionierung chronischer Schmerzreize sein.

Muskelrelaxanzien bei Fibromyalgie

- Cyclobenzadrin
- Orphenadrin
- Tolperison

Beruhigungsmittel (Sedativa) und Schlafmittel

Für das Beruhigungsmittel Clonazepam – ein so genanntes Benzodiazepin – liegen zwar keine Studiendaten bei Fibromyalgie vor, man geht aber davon aus, dass es zum Schutz vor nächtlichen Muskelkrämpfen (Myoklonus) sinnvoll sein könnte. Clonazepam wirkt krampfhemmend (antikonvulsiv) im zentralen Nervensystem. Nebenwirkungen sind gedrückte Stimmung, Benommenheit, Verstopfung, Bewegungsstörungen und Suchtgefahr. Bei Fibromyalgie-Patienten mit nächtlichen Muskelkrämpfen sowie bei sehr unruhigem Schlafverhalten hat sich Clonazepam als wirksam erwiesen. Clonazepam sollte nicht zusammen mit Alkohol eingenommen und nicht plötzlich abgesetzt werden.

Zolpidem ist ein Beuhigungsmittel, das nicht zur Gruppe der Benzodiazepine gehört und die Schlafstadien drei und vier nicht störend beeinflusst. Die meisten Menschen vertragen Zolpidem sehr gut und ohne wesentliche Nebenwirkungen; auch fehlt das Suchtpotenzial. Diese Substanz wird zur kurzfristigen Behandlung von Schlafstörungen eingesetzt und kann auch bei Fibromyalgie-Patienten während Phasen schwerer Schlafstörungen angewandt werden. Verlässliche Studiendaten für Zolpidem bei Fibromyalgie gibt es allerdings nicht.

Beruhigungsmittel (Sedativa) und Schlafmittel bei Fibromyalgie

- Clonazepam
- Zolpidem

Man sollte nicht vergessen, dass Arzneimittel die Fibromyalgie nicht kausal (ursachenbezogen) bekämpfen, sondern nur bestimmte Symptome lindern. Manche Patienten benötigen geringere Dosen als andere, manchmal sogar nur ein Viertel der üblichen empfohlenen Dosis. Andere Patienten brauchen Arzneimittel nur, wenn akute Schübe von Schmerzen auftreten. Zahlreiche Arzneimittel sind zentral wirksam und führen dazu, dass die Aufmerksamkeit und Konzentrationsfähigkeit tagsüber vermindert ist und der Schlaf möglicherweise gestört wird.

Die Wahl des richtigen Arzneimittels, des richtigen Einnahmezeitpunktes und der richtigen Dosierung ist meist durch Versuch und Irrtum bestimmt. Der Patient sollte auf alle Fälle den Arzt fragen, welches Arzneimittel oder welche Arzneimittel-Kombination bei Muskelkrämpfen und Muskelschmerzen, bei Schmerzen, bei Depression und bei Schlafstörungen helfen können. Die kompetente Partnerschaft von Arzt und Patient ist hier gefragt.

Um Missverständnisse und Irrtümer bei der Arzneimitteltherapie zu vermeiden, kann es empfehlenswert sein, zwei Tagebücher zu führen: ein Schmerztagebuch und ein Arzneimitteltagebuch. Es sollte das Datum der Erstmedikation, der Name des Arzneimittels, die Einzeldosis und die Tageszeit der Einnahme sowie alle beobachteten Reaktionen und Nebeneffekte festgehalten werden. Jede Änderung der Dosis sollte notiert und die Wirkung bzw. die Unwirksamkeit dokumentiert werden. Vergessen Sie nicht das Datum einzutragen, wann die Einnahme eines Arzneimittels beendet wurde. Ein sorgfältig geführtes Arzneimitteltagebuch kann zusammen mit dem Schmerztagebuch Aufschluss darüber geben, welches Arzneimittel bei bestimmten Zuständen wirksam bzw. unwirksam ist bzw. welches Arzneimittel über- oder unterdosiert war.

Berta – „Messer" im Rücken

Vor einigen Jahren suchte mich Berta auf, eine 52-jährige Bäuerin, die seit 1994 unter Schmerzen litt, die vom Nackenbereich bis hin zum Kopf und Kiefer ausstrahlten. Vor allem behinderten die extrem starken Schmerzen beim Melken der Kühe. Zu dieser Zeit begann der Leidensweg von Berta.

Es folgten zeit- und kostenaufwändige Behandlungen durch den Hausarzt und zahlreiche Fachärzte (HNO-Ärzte, Augenärzte, Zahnärzte, Orthopäden und Neurologen) – ohne Erfolg. So wurden beispielsweise drei gesunde Zähne gezogen, die die Schmerzen verursacht haben sollten, aber diese blieben unverändert. Mehr noch, inzwischen hatten sich die Schmerzen verstärkt und auf den rechten Arm ausgedehnt.

Intensive Bestrahlungen, Massagen und Salbenbehandlungen wurden durchgeführt. Statt Besserung trat das Gegenteil ein, die Schmerzen am Arm, Nacken und Kopf wurden immer schlimmer und zunehmend unerträglicher. Darüber hinaus traten Konzentrationsschwierigkeiten auf, eine Gefahr beim Autofahren und für die Arbeiten auf dem Bauernhof.

Berta wurde vom Hausarzt schließlich in eine neurologische Klinik eingewiesen, blieb dort fünf Wochen lang, erhielt mehr als hundert Infusionen sowie unzählige Schmerz- und Beruhigungsmittel. Ein Behandlungserfolg blieb aus.

„Ich habe das Gefühl, ein Messer steckt neben dem rechten Schulterblatt im Rücken!" teilte sie auf Befragung mit und schilderte die Schmerzen so bildhaft, dass sie auf eine psychosomatische Station verlegt und dort 14 Tage lang weiter untersucht und behandelt wurde. Die rüstige Bäuerin bestand darauf, dass sie geistig gesund sei und die Schmerzen nicht eingebildet, sondern echt vorhanden seien. Schließlich wurde die psychosomatische Behandlung vorzeitig abgebrochen.

Nach fast fünf Jahren Leidensgeschichte waren die chronischen Schmerzen für Berta nicht mehr zu ertragen, und eine Depression entwickelte sich. Berta wurde als hoffnungsloser Fall ohne Aussicht auf Heilung eingestuft. Die neurologische Diagnose lautete: Fibromyalgie-Syndrom. Und man erklärte ihr, dass sie mit dieser unheilbaren Krankheit leben müsse. Das konnte und wollte die bodenständige Bäuerin jedoch nicht. Und Bertas Schmerzen waren an manchen Tagen so stark, dass sie nicht mehr leben wollte.

Nachdem ich mit ihr ein ausführliches Gespräch geführt hatte, untersuchte ich sie mit Hilfe der Akupressurdiagnostik. Es zeigte sich, dass Berta tatsächlich an Fibromyalgie litt, insbesondere der rechte obere Quadrant war betroffen. Ich erklärte ihr, dass mit hoher Wahrscheinlichkeit durch eine Quadrantenschmerz-Intervention im Bereich des rechten Unterarmes in Ellenbogennähe die Schmerzen beseitigt werden könnten. Sie entschloss sich zur sofortigen Operation. Noch am gleichen Vormittag wurde der Eingriff durchgeführt.

Gegen Ende der Operation sagte die Patientin ganz aufgeregt: „Herr Doktor, jetzt ziehen sie mir das Messer aus dem Rücken heraus. Ich spüre, wie es nach und nach gezogen wird!“ Und bei der Entlassung beteuerte Berta, sie habe das Gefühl, das Messer sei gezogen, der schlimmste Schmerz sei weg. Voller Erleichterung stellte sie fest: „Die jahrelangen Wahnsinnsschmerzen sind weg, es ist ein Wunder geschehen.“

Die Patientin blieb auch weiterhin beschwerdefrei und konnte wieder wie gewohnt auf ihrem Hof als Großbäuerin arbeiten. Aufmunternd unterstützt sie heute viele andere Patienten mit ihrem Rat und berichtet über ihre gute Erfahrung mit der Quadrantenschmerz-Intervention.

Physiotherapie

Mit physiotherapeutischen Verfahren sollen bei Fibromyalgie-Patienten bestimmte symptomatische Aspekte günstig beeinflusst werden: Schmerz soll gelindert, die Muskulatur entspannt, das Bindegewebe aufgelockert, Gelenkfunktionen und Kondition verbessert, Fehl- und Schonhaltungen beseitigt, Überlastung vorgebeugt und mögliche Begleiterkrankungen mitbehandelt werden. Fibromyalgie-Patienten müssen in der Regel zusammen mit dem Arzt und einem Physiotherapeuten herausfinden, welche Verfahren von Nutzen sind. Häufig ist eine Physiotherapie nur in bestimmten Phasen kurzfristig sinnvoll, etwa eine Massage bei Nacken-Schulter-Verspannungen oder Kopfschmerzen.

Alle Arten von Bewegungstherapie haben bei Fibromyalgie-Patienten den Nachteil, dass das Ausmaß körperlicher Bewegung durch Schmerzen eingeschränkt sein kann. Voraussetzung eines wirksamen Trainings zur Kräftigung der Muskulatur und Aktivierung des Kreislaufs ist die körperliche Mindestbelastung. Es ist allerdings nicht ungewöhnlich, dass vor oder während eines Bewegungstrainings eine Schmerztherapie mit Arzneimitteln erforderlich ist. Wandern, Radfahren oder Jogging bei mäßiger Belastung werden empfohlen. Der Grad der körperlichen Belastung kann nur schrittweise, langsam und mit größter Zurückhaltung erhöht werden, da mit der Auslösung eines akuten Schmerzschubes gerechnet werden muss. Gleiches gilt für isometrisches Training, Stretching, Aerobic, Haltungstraining und Funktionsgymnastik.

Wärmeanwendungen werden von vielen Fibromyalgie-Patienten als wohltuend oder schmerzlindernd empfunden. Sie setzen den Muskeltonus herab, fördern die Durchblutung in der Haut bzw. der Muskulatur und helfen bei der Ausschwemmung von Schadstoffen über die Körperoberfläche. Auch mit Kälteanwendungen, etwa der Ganzkörperkältetherapie, sind gelegentlich gute Erfahrungen gemacht worden: Betroffene berichteten über eine bessere Schlafqualität, erholsamen Schlaf und eine Stabilisierung der Stimmung. Die therapeutische Wirkung von Kälteanwendungen wird auf Entspannungseffekte in der Muskulatur (Detonisierung) sowie eine reflektorisch verbesserte Durchblutung der tiefen Hautschichten und der Muskulatur zurückgeführt. Allerdings ist für viele Fibromyalgie-Patienten eine Ganzkörperkältetherapie nicht akzeptabel – sie lieben die Wärme!

Untersuchungen haben ergeben, dass die begleitende Physiotherapie nicht sehr wirksam ist. Fibromyalgie-Patienten können im Vergleich zu Patienten mit anderen Krankheiten oder Gesunden „atypisch" auf solche Anwendungen reagieren. Eine klassische Massage oder Bindegewebemassage kann etwa reflektorische Verspannungen der Muskulatur hervorrufen. Wärmepackungen und Stangerbäder, Reizstrom (Iontophorese) und die Anwendung elektrischer oder magnetischer Felder können Schmerzen verstärken. Selbst leichtes Bewegungstraining wie Radfahren oder Jogging kann bei vielen Fibromyalgie-Patienten rasch Schmerzen in den Kniegelenken oder Verspannungen der Schulter-Arm-Muskulatur auslösen.

Vorsicht:

Fango-Anwendungen (Wärmepackungen) und Stangerbäder, Iontophorese und Anwendung elektrischer und magnetischer Felder können die Schmerzen verstärken!

Vorsicht:

Jedes Bewegungstraining muss langsam und vorsichtig begonnen und die Belastung in kleinen Schritten erhöht werden. Die Schmerzgrenze muss beachtet und Muskelstress durch Wiederholung (repetitive Bewegungen) vermieden werden.

Physiotherapie bei Fibromyalgie

- Aerobic-Konditionstraining
- Bewegungsbad
- Bewegungstraining
- Bindegewebsmassage
- Funktionsgymnastik
- Haltungstraining
- Isometrisches Training
- Kälteanwendung
- Klassische Massage
- Reizstromtherapie (Iontophorese)
- Stretching
- Wärmeanwendung

Psychotherapie

Die Psychotherapie wird meist als wesentlicher Bestandteil der Fibromyalgie-Therapie betrachtet. Man kann jedoch durchaus ihren Stellenwert in Frage stellen, wenn man berücksichtigt, dass psychische Störungen bei Fibromyalgie niemals überzeugend nachgewiesen wurden und die Ursachen der Fibromyalgie nach wie vor unbekannt sind. Die Hinzuziehung von Neurologen,

Psychiatern, Psychotherapeuten und Psychosomatikern darf deshalb nicht unter dem Aspekt erfolgen, dass eine solche Behandlung notwendig ist bzw. dass in erster Linie ein psychisches Problem vorliegt.

Ärzte, die die Fibromyalgie als psychosomatische Erkrankung einstufen, setzen etwa die Gesprächstherapie als Mittel der Konfliktlösung ein. Ihrer Auffassung zufolge sind unverarbeitete Konflikte Ursache körperlicher bzw. psychisch bedingter Verspannungen. Eine solche Behandlung kann als Einzeltherapie sowie auch in Form von Gruppen- bzw. Familientherapien durchgeführt werden.

Die kognitive Verhaltenstherapie ist Ergebnissen von Studien zufolge ein wirksamer psychotherapeutischer Ansatz, von dem eine Vielzahl von Patienten profitieren kann. Als Basismaßnahme wird sie bei Fibromyalgie-Patienten empfohlen. Bei der so genannten „kognitiven Umstrukturierung“ wird versucht, einen neuen Zugang zum Schmerzerleben und eine bessere Bewältigung von Schmerz zu erreichen. Hierbei helfen die systematische Information über alle Aspekte der Krankheit Fibromyalgie. Informationsvermittlung über die Erkrankung und Motivierung zu mehr Eigeninitiative sind weitere Ziele psychotherapeutischer Behandlung (Psychoedukation). Man sollte jedoch nicht vergessen, dass ein Psychotherapeut in der Regel keine körperliche Untersuchung durchführt – möglicherweise wird er also nicht die besondere Schmerzempfindlichkeit der Tenderpoints entdecken können!

Die Hypnose eignet sich gut, um einen Zustand körperlicher Entspannung, Entkrampfung und Angstfreiheit herbeizuführen. Die Ergebnisse einer kontrollierten Studie konnten zeigen, dass sich Schmerz- und Müdigkeitssymptome unter Hypnose bei Fibromyalgie-Patienten besserten. Von der Hypnotherapie profitierten vor allem Patienten, bei denen andere Behandlungen unwirksam geblieben waren. Es wären allerdings mehr Studien erforderlich, um einen eindeutigen Nachweis eines Therapievorteils durch Hypnose zu belegen.

Psychotherapie bei Fibromyalgie

- Gesprächstherapie
- Hypnose
- Kognitive Verhaltenstherapie
- Psychoedukation

Lena – Psychotherapie zwecklos!

Die 56-jährige Geschäftsfrau Lena kam 1999 zu mir in die Sprechstunde. Lena berichtete über ihren Leidensweg, der mit wandernden Schmerzen an Armen und Beinen begonnen hatte. Arztberichten zufolge litt sie seit zwölf Jahren an seronegativem Rheuma. Die zahlreichen Behandlungsversuche wären nicht sehr wirksam gewesen und sie hätte mit den Schmerzen zu leben gelernt, sagte sie.

Sehr anschaulich erzählte sie mir, wie ihr Schmerzdrama begonnen hatte: Eines Morgens erwachte sie aus einem Traum und fühlte sich, als säße sie auf einem „Stuhl aus Eis". Kälte drang durch die Kleidung in ihren Körper. Gleichzeitig breitete sich ein Gefühl aus, als würde eiskaltes Wasser durch ihre Beine fließen. Sie richtete sich auf und glaubte, mit der rechten Gesäßhälfte auf einem „vereisten Schneeball" zu sitzen. Spontan versuchte sie, den vermeintlichen Schneeball mit der Hand zu entfernen – aber sie lag ja im kuscheligen Bett, das Bettzeug war trocken und warm! Die tastende Hand berührte das Gesäß am Übergang zur Hinterfläche des Oberschenkels, die Haut fühlte sich an dieser Stelle taub und kalt an. Als sie vorsichtig Druck ausübte, hatte sie den Eindruck, ein kalter Schneeball bewegte sich innen im Weichteilmantel. Mit der Hand war jedoch nichts zu tasten. Vor Schmerz humpelnd erreichte sie das Badezimmer.

Der besorgte Ehemann fuhr sie zum Hausarzt, der bei der Schilderung der Patientin kaum ein Lächeln unterdrücken konnte und ihr eine Überweisung zu einem Neurologen gab. Weder das ausführliche Gespräch über mögliche Schwierigkeiten am Arbeitsplatz oder sexuelle Probleme noch die neurologischen Untersuchungen führten zu einem Ergebnis. Lena erlitt in der Folge das Schicksal der Patienten, die von Arzt zu Arzt, vom Psychotherapeuten zum Psychosomatiker weiter gereicht werden, ohne Aussicht auf wirksame Hilfe.

Auch eine psychosomatische Kur in einer herrlich gelegenen Schwarzwaldklinik führte zu keiner Besserung der schmerzhhaften Missempfindung. Eine Erklärung für den „Schneeball" wurde nicht gefunden. Nach acht Wochen Aufenthalt riet man Lena, sie solle sich scheiden lassen, da sie offensichtlich eine „Aversion" gegen ihren Ehemann „somatisiere". Lena reiste erbost ab.

Im Rahmen meines ausführlichen Gespräches erfuhr ich, dass Lena bereits mit 16 Jahren erste Schmerzen im Bewegungsapparat erlebt hatte. Damals hatte sie intensiv auf einer mechanischen Schreibmaschine schreiben müssen. Schmerzen waren dann im Arm, in der Schulter sowie am Nacken aufgetreten und breiteten sich auch auf die

andere Seite aus. Mit konservativen Maßnahmen konnten die Schmerzen gelindert werden. Nach der Geburt des zweiten Kindes kamen die Schmerzen jedoch wieder zurück und verstärkten sich während eines Umzuges und des Hausbaues. Schulmedizinisch wurde Lena seit mehr als zehn Jahren unter der Diagnose „seronegatives Rheuma" geführt.
Mit Hilfe der Akupressurdiagnostik gelang der Nachweis einer rechtsbetonten Fibromyalgie. Das „Schneeball"-Gefühl entsprach dem ausgesprochen stark druckempfindlichen Akupunkturpunkt Bl 36 im Sitzhalfter rechts. Lena wurde am rechten unteren Quadranten operiert. Das „Schneeball"-Gefühl war bereits fünf Tage nach der Quadrantenschmerz-Intervention verschwunden, die gesamte rechte untere Extremität wurde innerhalb von drei Monaten nach der Operation beschwerdefrei und ist es bis heute geblieben.

Lokale Schmerztherapie

Obwohl sich Triggerpunkte und Tenderpoints in Bezug auf diagnostische Aspekte deutlich unterscheiden, kann eine lokale Schmerztherapie – etwa eine Kortisoninjektion – gelegentlich sinnvoll sein. Bei vielen Fibromyalgie-Patienten liegt zusätzlich ein myofasziales Schmerzsyndrom vor: Knoten- oder strangförmige Muskelverspannungen, die schmerzhaft in die Umgebung ausstrahlen.

Die Injektion mit einem Lokalanästhetikum oder Kortison in besonders schmerzhafte Triggerpunkte oder Tenderpoints kann akute Schmerzen durchaus lindern. Die schmerzlindernde Wirkung hält allerdings nur kurze Zeit an. Patienten profitieren zwar auch von einer lokalen Schmerztherapie bei bestimmten Tenderpoints, die konsequente Behandlung aller schmerzhaften Tenderpoints ist jedoch nicht praktikabel – welcher Patient akzeptiert freiwillig 18 Injektionen in schmerzhafte Tenderpoints!

Lokale Schmerztherapie bei Fibromyalgie

- Injektion eines Lokalanästhetikums
- Injektion von Kortison

Heilpflanzen und Nahrungsergänzungsmittel

Vielen pflanzlichen Heilmitteln und Kräutern, Mineralstoffen, Vitaminen und Nahrungsergänzungsmitteln wird ein günstiger Einfluss auf die Symptome der Fibromyalgie nachgesagt. In den wenigsten Fällen ist jedoch ihre Wirksamkeit bei Fibromyalgie überzeugend nachgewiesen worden.

Magnesium
Magnesium ist ein lebenswichtiger (essenzieller) Mineralstoff. Essenzielle Spurenelemente braucht der Organismus, damit für die Körperfunktionen wichtige Substanzen (Enzyme, Hormone) aktiviert werden können. Magnesium ist hauptsächlich in Zellen von Knochen- und Weichteilgewebe gespeichert und ist für die Aktivierung von mehr als 300 Enzymen biologisch von großer Bedeutung. Magnesium wirkt beruhigend auf das zentrale und peripher-vegetative Nervensystem, sichert die entspannende Muskelfunktion (Relaxation) und beugt Muskelkrämpfen, -spasmen und -zittern vor. Darüber hinaus zeigte sich, dass Magnesium zur Behandlung muskuloskeletaler Schmerzen bei Fibromyalgie eingesetzt werden kann. Ein Wirksamkeitsnachweis durch eine kontrollierte Studie fehlt allerdings bis heute.

Chlorella pyrenoidosa
In einer Studie mit 18 Fibromyalgie-Patienten war die Wirksamkeit einer Nahrungsergänzung mit der Alge *Chlorella* geprüft worden. Nach zwei Monaten berichteten sieben Patienten über eine Besserung ihrer Schmerzen. Allerdings waren bei den meisten Patienten Durchfall und Bauchkrämpfe als Nebenwirkungen beobachtet worden.

Johanniskraut
Johanniskraut ist eine jahreszeitlich wachsende Pflanze, die von Juni bis September blüht. Diese Heilpflanze gilt als besser verträgliche Alternative zu synthetischen Antidepressiva. Ihre antidepressive Wirksamkeit ist in vielen methodisch zuverlässigen Studien nachgewiesen worden. Johanniskraut *(Hypericum perforatum)* enthält zahlreiche aktive Wirkstoffe, unter anderem Dianthron-Derivate (Hypericin, Pseudohypericin), Flavonoide, Tannine, Xanthrone, Terpene und Phytosterole. Xanthrone und Hypericin sind wirksame

Hemmstoffe der Monoaminoxidase (MAO-Hemmer). Die MAO-Hemmung ist auch ein Hauptwirkprinzip synthetischer Antidepressiva. Durch Hemmung dieses Enzyms erhöht sich die Menge der dem zentralen Nervensystem zur Verfügung stehenden Nervenbotenstoffe (Neurotransmitter) Noradrenalin und Serotonin. Fibromyalgie-Patienten profitieren gelegentlich von der stimmungsverbessernden und antientzündlichen Johanniskrautwirkung.

Marihuana
Hierzulande nicht erlaubt, wird die medizinische Anwendung der Cannabis-Pflanze Marihuana vor allem in den USA ernsthaft und mit Nachdruck als Therapiealternative bei zahlreichen Erkrankungen diskutiert. Die Inhaltsstoffe von Marijuana wirken muskelentspannend, stimmungsaufhellend und appetitsteigernd. Verfechter der Marijuana-Therapie gehen davon aus, dass auch chronischen Schmerzpatienten mit Fibromyalgie diese Therapieoption nicht vorenthalten werden sollte.

Tryptophan
5-Hydroxy-L-Tryptophan ist eine Vorläufersubstanz des Nervenbotenstoffs Serotonin. Durch nahrungsergänzende Anwendung von Tryptophan steigen die Serotonin-Konzentrationen im Blut an, und die Schmerzsymptomatik kann günstig beeinflusst werden. In zwei Studien hatten Fibromyalgie-Patienten dreimal täglich 100 Milligramm Tryptophan eingenommen. Zahlreiche Patienten berichteten über eine deutliche Besserung ihrer Schmerzen. Tryptophan muss mindestens sechs bis zehn Wochen lang eingesetzt werden, bevor eine mögliche Wirkung erwartet werden kann.

MSM
Die Abkürzung MSM steht für Methyl-Sulfonyl-Methan, einen in der Natur überall vorkommenden Schwefelstoff. MSM ist etwa in rohem Fisch, Fleisch und Gemüse vorhanden. Die meisten grünen Nahrungspflanzen, Algen, zahlreiche Früchte und Getreide enthalten MSM, das aber bei der Zubereitung durch Wasserentzug und Hitze verloren geht. MSM ist ein Transportmolekül für elementaren Schwefel, eine gut verwertbare Quelle essenzieller Schwefelstoffe, die zur Synthese der Aminosäuren Methionin und Cystin sowie von Serumproteinen gebraucht werden. Proteine (Eiweißkörper) sind vor allem

für den Zellstoffwechsel sowie die Gewebesynthese erforderlich. Im ganzen Körper kann ohne MSM-Monomere kein gesundes und funktionsfähiges Weichteil- und Bindegewebe aufgebaut werden. Mit der Kombination von MSM und Vitamin C konnten schmerzhafte Beinmuskelkrämpfe bei Athleten wirksam gelindert werden. Darüber hinaus können sich durch MSM Schmerz, Schwellung und Entzündung nach Verletzungen rascher bessern. Wie wirksam MSM bei Fibromyalgie-Patienten sein kann, ist unklar.

Fischöl

Fischöl ist reich an mehrfach ungesättigten Fettsäuren, kann die Blutfettwerte senken und den Blutfluss in den Gefäßen verbessern. Langkettige Omega-3-Fettsäuren in Fischöl sind darüber hinaus zur Energieversorgung des Auges und des Gehirns von besonderer Bedeutung. Lachsöl enthält reichlich mehrfach ungesättigte Fettsäuren, vor allem Omega-3-Fettsäuren. Zur Gruppe der essenziellen Omega-3-Fettsäuren gehören Eicosapentaensäure (EPA) und Docosahexaensäure (DHA). Fischöl enthält Omega-3-Fettsäuren in der wünschenswerten, für den Körper sehr gut verwertbaren aktiven Form (als EPA bzw. DHA). Docosahexaensäure (DHA) wird im Körperstoffwechsel als Grundsubstanz für die Umwandlung in so genannte Prostaglandine benötigt. Prostaglandine sind antientzündlich und hormonähnlich im gesamten Körper wirksam. Sie sind etwa an der Regulierung der Herz-Kreislauf-Funktionen, der Fortpflanzungs- und Immunfunktionen sowie Funktionen des Nervensystems beteiligt. Diese Eigenschaften lassen Fischöl auch als alternative Therapie bei Fibromyalgie geeignet erscheinen.

L-Carnitin

L-Carnitin wird auf Grund seiner chemischen Struktur als Aminosäure (Methionin, Lysin) bezeichnet, ist aber tatsächlich ein vitaminähnlicher Nährstoff (Vitamin B). Insbesondere in der Muskulatur wird reichlich L-Carnitin gespeichert. L-Carnitin als Nahrungsergänzung erhöht die Muskelkraft und körperliche Ausdauer, verhindert schnelle Ermüdung und kann Herz-Kreislauf-Erkrankungen und Nervenstörungen vorbeugen. Die wichtigste Aufgabe von L-Carnitin ist der Transport von Fettsäuren in die Muskulatur. Fettsäuren dienen als Kraftstoff für Muskelarbeit. Vor allem profitiert auch die Energieversorgung des Herzmuskels von L-Carnitin. Aus diesem Grund führt L-Carnitin-Mangel zu einem Fettsäuredefizit bzw. zu körperlicher Leistungsschwäche und rascher Ermüdung. Die L-Carnitin-Zufuhr ist ein idealer Leistungsverstärker für Athleten, erhöht die Ausdauer bei Trainierten und verhindert Ermüdungserscheinungen. L-Carnitin kann den Ergebnissen von Studien zufolge auch chronische Müdigkeit, muskuläre Schwäche und schmerzhafte Muskelverspannungen bei Fibromyalgie günstig beeinflussen.

Weitere Naturheilmittel

Es gibt zahlreiche pflanzliche und andere natürliche Substanzen, die bei bestimmten Symptomen der Fibromyalgie als Alternative zu synthetisch-chemischen Arzneimitteln in Frage kommen könnten. Ingwer werden beispielsweise schmerzhemmende Effekte sowie Wirkungen gegen Schwindel zugeschrieben. *Ginkgo biloba* ist eine anerkannte Heilpflanze zur Behandlung von Konzentrationsstörungen, zur Verbesserung des Gedächnisses und der Hirndurchblutung. Kava-Kava, der ozeanische Rauschpfeffer, wirkt stimmungsaufhellend, angstlösend und schlaffördernd. Wirksamkeitsbelege bei Fibromyalgie sind für alle diese Mittel nicht verfügbar.

Heilpflanzen und Nahrungsergänzungsmittel bei Fibromyalgie

- Chlorella
- Fischöl
- Johanniskraut
- L-Carnitin
- Magnesium
- Marijuana
- MSM
- Tryptophan

Homöopathie

Die Homöopathie ist ein Heilsystem, dessen Prinzipien auf den altgriechischen Arzt Hippokrates (5. Jahrhundert vor Christus) zurückgehen und das von dem deutschen Arzt Samuel Hahnemann (1755–1843) entwickelt wurde. Homöopathische Mittel sind die sichersten Heilmittel, die wir kennen, und können sogar bei Säuglingen und kleinen Kindern eingesetzt werden. Trotz der Skepsis der wissenschaftlichen Medizin gibt es unzählige Hinweise darauf, dass Homöopathie beim Menschen und auch bei Tieren wirksam sein kann. Da jeder Mensch als einzigartiges unverwechselbares Wesen betrachtet wird, kennt die Homöopathie keine Heilmittel für Krankheiten, sondern nur individuell angepasste Heilmittel für den kranken Menschen.

Den Resultaten kleiner Studien zufolge profitieren manche Patienten mit Fibromyalgie, insbesondere in Bezug auf chronische Schmerzsymptome, von einer homöopathischen Behandlung mit Rhus toxicodendron. Dieses Mittel ist nebenwirkungsfrei und für einen Behandlungsversuch empfehlenswert – allerdings nur für Patienten, die dem homöopathischen Therapieprofil dieses Mittels entsprechen. Tritt die beabsichtigte Wirkung nicht innerhalb einer Woche ein, ist davon auszugehen, dass der Behandlungsversuch nicht erfolgreich war. Es ist sehr unwahrscheinlich, dass Fibromyalgie-Symptome allein mit einer homöopathischen Therapie beherrschbar sind.

Ernährung

Die Behauptung, man könne die Fibromyalgie durch eine Nahrungsumstellung behandeln, entbehrt jeder wissenschaftlichen Grundlage. Wenn dem wirklich so wäre, wären alle in diesem Buch vorgestellten Behandlungskonzepte überflüssig. Es scheint eher so, als ob gegenwärtig für alle Beschwerden oder Krankheiten wirksame Diäten propagiert werden, weil es gerade „in“ ist.

Dies bedeutet jedoch nicht, dass eine bewusste und vollwertige Ernährung für die Erhaltung der Gesundheit ohne Bedeutung ist. Eine spezielle wirksame Fibromyalgie-Diät gibt es allerdings nicht. Und die Ernährungsberatung macht nur Sinn, wenn die Fibromyalgie von einem Reizdarmsyndrom begleitet wird. In der Regel können aber auch durch eine Ernährungsberatung bzw. Ernährungsumstellung Beschwerden des Reizdarmsyndroms nicht dauerhaft beseitigt werden. Vom medizinischen bzw. wissenschaftlichen Standpunkt aus sind keine Empfehlungen für eine bestimmte Ernährung bei Fibromyalgie sinnvoll.

Antistressprogramme

Antistress- oder Entspannungsprogramme sind ganzheitlich orientiert. Ihr Ziel ist es, durch Vorstellungsarbeit bzw. mit bestimmten Methoden eine muskuläre Entspannung (Detonisierung), psychische Ausgeglichenheit, vertiefte Atmung mit verbesserter Sauerstoffversorgung und eine Durchblutungsförderung zu erreichen. Für Fibromyalgie-Patienten sind insbesondere solche Methoden geeignet, die keine extremen körperlichen Anforderungen stellen. Dazu gehören Biofeedback, Meditation und Yoga. Die meisten Menschen, die regelmäßiges Entspannungstraining praktizieren, profitieren davon.

Biofeedback

Biofeedback-Training ist eine gute Methode, um eine bewusste Muskelentspannung zu erzielen bzw. um Muskelverspannungen abzubauen und Schmerzen zu lindern. Spezielle Sensoren (Signalaufnehmer) auf der Haut über der Muskulatur, an den Fingern oder anderen Körperteilen nehmen Impulse auf, die mit Hilfe eines Computers in hörbare oder sichtbare Rückmeldungen (Feedback) übersetzt werden, etwa die Intensität einer Muskelverspannung. Muskelspannung, Hauttemperatur und Schweißbildung können auf diese Weise objektiv beurteilt werden. Ein Therapeut leitet einen Patienten zur Muskelentspannung an, die dieser dann als akustisches oder optisches Signal wahrnehmen kann – beispielsweise: je tiefer der Ton, desto tiefer die Entspannung. Nach vier bis sechs Biofeedback-Sitzungen hat der Betroffene in der Regel gut gelernt, wie er sich auch ohne Feedbacktechnik entspannen kann.

Wesentlicher Bestandteil von Biofeedback ist ein Atemtraining. Man weiß, dass bei regelmäßiger vertiefter Atmung, insbesondere bei langsamer maximaler Ausatmung, eine Entspannung des Körpers eintritt. Biofeedback hat sich zur Behandlung von Migräne-Kopfschmerz, Durchblutungsstörungen der Hände (Raynaud-Phänomen), Schlafstörungen und anderen chronischen Erkrankungen bisher sehr gut bewährt. Fibromyalgie-Patienten sollten sich im Biofeedback-Training bevorzugt auf die Kontrolle von Muskelschmerzen konzentrieren.

Meditation

Viele Menschen denken bei dem Wort Meditation an fernöstliche Religionen oder Gurus in orangeroten Roben – das ist ein Vorurteil. Meditation geht bei der Entspannung einen Schritt weiter als die einfache Atementspannung und versucht den Fluss der Gedanken zu verlangsamen, den ganzen Menschen zur erfrischenden Ruhe zu bringen. Durch Meditation werden die Gehirnaktivität, die Muskelspannung, der Blutdruck und die Kreislauffunkion günstig beeinflusst. Meditationskurse werden von Volkshochschulen, Gesundheitsparks oder privaten Institutionen angeboten.

Im amerikanischen Boston nahmen Fibromyalgie-Patienten an einem zehnwöchigen Meditationsprogramm teil. Sie lernten, zweimal täglich 20 Minuten lang ihre Muskulatur zu entspannen, und wurden auch in Bezug auf Stressbewältigung geschult. Die meisten Patienten, die an dieser Studie teilgenommen hatten, fühlten sich deutlich besser – unabhängig davon, welche Entspannungsmethode sie benutzt hatten.

Yoga.

Yoga (Yuga) ist ein aus dem Sanskrit stammendes Wort, das so viel bedeutet wie Tagewerk, Joch oder auch Zeitspanne und aus der Bauernsprache stammt. Sinngemäß kann es als „Arbeit am Bewusstsein" verstanden werden.

Die in Westeuropa bekannteste und gebräuchlichste Form des Yoga ist der Hatha Yoga, der über den Weg der Körperarbeit in die subtilen Ebenen und Zusammenhänge von Körper-Geist-Seele führt. Nach Ansicht der Hatha-Yogis kann nur ein gesunder und beweglicher Körper auch den Geist in Bewegung bringen, und nur dann ist auch Meditation sinnvoll und wirksam.

Der Hatha-Yoga umfasst acht Stufen, die über verschiedene Gebote für ein harmonisches Zusammenleben sowie zahlreiche Körper- und Atemübungen zu dieser Erleuchtung führen sollen. In der westlichen Welt werden vor allem bestimmte Körperhaltungen und Atemtechniken als Grundlage für ein gesundes Leben gelehrt. Durch Körper- und Atemübungen werden innere Organe besser durchblutet, Konzentrationsfähigkeit und Wohlbefinden nehmen zu. Grundsätzlich können alle Menschen Yoga erlernen. Viele Fibromyalgie-Patienten, die Yoga erlernt haben und praktizieren, berichten über eine deutlich bessere Lebensqualität trotz ihrer chronischen Erkrankung.

Antistressprogramme bei Fibromyalgie

- Biofeedback
- Meditation
- Yoga

Chiropraktik

Die Chiropraktik (Chirotherapie) benutzt Handgrifftechniken zur Behandlung der Wirbelsäule und Extremitäten. Nach Auffassung dieser Lehre führen Berufsanstrengungen, Sport oder Unfälle durch unwillkürliche plötzliche Bewegungen und Körperfehlhaltungen zu Verschiebungen der Wirbel untereinander. Begünstigt werden diese durch eine Schwäche der Muskulatur, Alter und Erschöpfung. Die Zwischenwirbellöcher als Austrittstellen von Nerven, Blut- und Lymphgefäßen werden dabei so verengt, dass es zu Reizzuständen dieser Strukturen kommen kann. Gereizte Nervenbahnen können im zugehörigen Körpersegment zu Störungen der von diesen Nerven versorgten inneren Organe und anderen Körperstrukturen führen (etwa Engegefühl in der Brust, einschlafende Hände oder Schwindel).

Chiropraktische Techniken beseitigen durch gezielte Handgriffe diese Einklemmungen. Diese Handgriffe werden häufig ruckartig als Dreh-, Drück- oder Schiebebewegungen ausgeführt, nicht selten signalisiert ein hörbares Knacken die Einrichtung der korrekten Wirbelstellung. Zur Vorbereitung eines chiropraktischen Eingriffs ist die möglichst vollständige Entspannung der Muskulatur durch Massagen oder Wärmeanwendungen nötig. Die Chiropraktik sollte nur von speziell ausgebildeten Fachkräften durchgeführt werden, damit die Sicherheit für den Patienten gewährleistet ist und Risiken ausgeschlossen sind.

Ergebnisse von Studien haben gezeigt, dass durch eine chiropraktische Behandlung die Beweglichkeit und die Schmerzintensität bei Fibromyalgie-Patienten günstig beeinflusst werden können. In einer weiteren Studie fand man heraus, dass die Chiropraktik als Begleitmaßnahme zur Behandlung der Fibromyalgie nützlich sein kann. Mit Wirbelsäulenmanipulationen konnten sehr wirksam Kopfschmerzen durch Nackenmuskelverspannungen beseitigt werden. In einer weiteren Studie konnte nachgewiesen werden, dass Rücken- und Nackenschmerzen mit chiropraktischen Techniken vergleichbar gut zu behandeln waren wie mit einer sechsmonatigen Physiotherapie – bei gleichen Therapiekosten. Darüber hinaus profitieren sehr viele Frauen mit chronischem Beckenschmerz von einer chiropraktischen Therapie.

Traditionelle chinesische Medizin

Unter dem Begriff traditionelle chinesische Medizin (TCM) werden chinesische Heilverfahren, die auf philosophischen Vorstellungen und verschiedenen Methoden der Erfahrungsheilkunde beruhen, zusammengefasst. Im Gegensatz zur westlichen Schulmedizin, die von einer Entstehung von Erkrankungen auf Grund chemischer und physikalischer Veränderungen im Organismus ausgeht, entwickelte die traditionelle chinesische Medizin ein komplexes medizinisches Konzept, das die Eingebundenheit des Menschen in die irdischen Abläufe hervorhebt und eine auf Energie bezogene Sichtweise von Gesundheit und Krankheit in den Vordergrund stellt.

- Yin und Yang. Nach den Vorstellungen des Taoismus teilte sich bei der Erschaffung des Kosmos das „Tao" (das „transzendentale Eine") in die Polaritäten „Yin" und „Yang" auf. Diese Polarität ist jedoch nicht absolut: Yin und Yang ergänzen und begrenzen sich gegenseitig und können auch ineinander umgewandelt werden, jede Polarität trägt gleichsam den Keim der gegensätzlichen Polarität in sich. Da alle Naturerscheinungen und auch der Mensch im Sinne von Yin und Yang erklärbar und einteilbar sind, können auch alle Körperorgane und Körperfunktionen dieser polaren Anschauung unterzogen werden: Gesundheit ist relative Ausgewogenheit zwischen Yin und Yang, und Krankheit entsteht als ein relatives Übergewicht der einen und der daraus folgenden relativen Schwäche der anderen Polarität.
- System der fünf Wandlungsphasen und Zang-Fu-Systemlehre. Die traditionelle chinesische Medizin nutzt auch das System der fünf Elemente (Holz, Feuer, Erde, Metall, Wasser). Die fünf Elemente können sich in einem Kreislauf gegenseitig erzeugen, kontrollieren, unterdrücken oder sich durch ihre Dominanz der Kontrolle entziehen. Im heutigen China werden aber die Prinzipien der Zang-Fu-Lehre bevorzugt, die eine Erweiterung des Systems der fünf Wandlungsphasen darstellt: Jedem Speicherorgan (Zang) bzw. Hohlorgan (Fu) werden spezielle Eigenschaften und Funktionen im körperlichen und seelischen Bereich zugeordnet. Darüber hinaus werden so genannte außerordentliche Fu-Organe beschrieben (Uterus, Gehirn, Rückenmark, Knochen, Blutgefäße).
- Qi. Der Begriff „Qi" kennzeichnet sowohl Masse als auch Energie. Die schrittweise Umwandlung von Masse in Energie und umgekehrt von Ener-

gie in Masse ist zentraler Aspekt zur Erklärung jeder Lebensäußerung. Je nach Form, Ursprung und Funktion im Organismus wird das Qi unterschiedlich benannt. Die traditionelle chinesische Medizin unterscheidet mehr als zehn Qi-Arten: Yuan-Qi (Entwicklung, Erwärmung und Wachstum des Körpers), Gu-Qi (Zwischenstufe der Nährstoffverwertung), Zong-Qi (unterstützt Ein- und Ausatmung bzw. den Blutkreislauf) und Qing-Qi (wird aus der Natur über die Lungen aufgenommen).

- Meridiansystem. Das Meridiansystem ist als komplexes Netzwerk zur Verteilung des Qi im gesamten Organismus zu verstehen. Mit Hilfe der Akupunktur kann etwa die Qi-Verteilung im Körper beeinflusst bzw. reguliert werden.
- Krankheitsursachen. Alle äußeren und inneren Einflüsse können das energetische Gleichgewicht des Körpers stören und Erkrankungen verursachen. Äußere Einflüsse sind etwa Klimafaktoren (Wind, Kälte, Hitze, Trockenheit, Nässe), Nahrungsaufnahme, Verletzungen oder Bewegungsmangel. Innere Ursachen sind psychische Reaktionen (Freude, Wut, Trauer, Grübeln, Angst). Bestimmte Reize führen entsprechend des Systems von den fünf Elementen (bzw. Zang-Fu-Lehre) zu eindeutigen Wirkungen auf den Körper (Beispiel: übermäßig salziges Essen, Angst und Kälte stören die Nierenfunktion). Erkrankungen entstehen – im Gegensatz zu Vorstellungen der westlichen Medizin – durch ein Übermaß oder den Mangel an Energie (Qi) in Funktionskreisen, die Auswirkungen auf ganz unterschiedliche Organsysteme beeinflussen können: Asthma kann durch eine Störung der Lungenfunktion, aber auch durch Milz- oder Nierenfunktionsstörungen verursacht werden.
- Diagnosemethoden. Die traditionelle chinesische Medizin benutzt die Zungendiagnostik (Verzweigung verschiedener Meridiane auf der Zunge) und die Pulsdiagnostik. Es werden 28 verschiedene Pulsarten unterschieden sowie die Lage, die Geschwindigkeit, der Füllungs- bzw. Spannungszustand und die Regelmäßigkeit des Pulses. An sechs Stellen des Handgelenks sind die Pulsorte inneren Organen zugeordnet. Mit Hilfe seiner fünf Sinne und durch Befragung des Patienten beurteilt der Therapeut Informationen über Ausscheidungen, Appetit, Durst, Geschmacks-, Schmerzempfinden, Schlafverhalten, Menstruation, Gesichtsfarbe, Sprache und Atmung und ordnet sie Yin und Yang, Organsystemen und Qi-Arten zu.

Viele diagnostische Einzelinformationen ergeben ein komplettes Bild, das zu einer ganzheitlichen Systemdiagnose (Syndromdiagnose) zusammengefasst wird und die Art der Behandlung bestimmt.

- Behandlungsmethoden. Die traditionelle chinesische Medizin nutzt pflanzliche, tierische und mineralische Arzneimittel, Heilkräuter spielen jedoch die größte Rolle. Im Gegensatz zur westlichen Pharmakologie werden Heilkräuter nicht nach chemischen Eigenschaften ausgewählt, sondern entsprechend der individuellen Systemanalyse des Patienten. Jedes Rezept ist eine einzigartige Komposition von Heilkräutern, die genau auf die Bedürfnisse des Patienten abgestimmt ist. Die Akupunktur dient der Beeinflussung innerer Organe bzw. des Qi-Flusses in den Meridianen durch Nadelung. Ernährung und Diät werden zur Prävention und Behandlung von Erkrankungen eingesetzt. Die Nahrungsmittel werden wie die Heilkräuter nach Temperaturverhalten, Geschmack, Organwirkung und Wirkungsrichtung eingeteilt. Bewegung wird in Form fließender und vorgegebener Bewegungsabläufe zur Therapie eingesetzt (Tai-Qi-Quan, Qi-Gong). Eine spezielle Methode zur Gewebe- und Gelenkbehandlung, die Tuina-Massage, orientiert sich an den Prinzipien der Meridianlehre und benutzt stärkende und ableitende Massagetechniken.
- Fibromyalgie und traditionelle chinesische Medizin. In der klassischen Nomenklatur der chinesischen Medizin gibt es keinen Begriff für „Fibromyalgie“. Will man die Fibromyalgie als chronische Erkrankung in das chinesische Heilsystem einordnen, bieten sich das so genanntes Leere-Syndrom (gesundes Qi ist sehr abgeschwächt) sowie eine Hitzeerkrankung (unterdrücktes Leber-Qi) an – „Unterdrückungs-Syndrom“ ist ein Begriff der neueren chinesischen Medizin. Die Fibromyalgie ist demnach paradox als „Fülle- und Leere-Syndrom“ interpretierbar.

Die Ergebnisse einer deutschen Praxisstudie aus dem Jahr 2000 zeigten, dass Fibromyalgie-Patienten von einer Behandlung nach den Regeln der traditionellen chinesischen Medizin durchaus profitieren können. Auch mit der chinesischen Tuina-Massage konnten in vielen Fällen Muskelschmerzen gelindert und Nierenstau bzw. Verdauungsstörungen erfolgreich therapiert werden. Günstige Wirkungen sind auch von einer kombinierten Anwendung traditioneller chinesischer und moderner schulmedizinischer Behandlungskonzepte zu erwarten.

- Akupunktur bei Fibromyalgie. Die Akupunkturbehandlung kann bei manchen Fibromyalgie-Patienten erfolgreich sein. Offensichtlich ist die Wirkung davon abhängig, zu welchem Zeitpunkt die Akupunktur durchgeführt wird (zu Beginn der Erkrankung oder zu Beginn eines Schubes). Die Wirkung der Akupunktur äußert sich häufig folgendermaßen: Der Patient erhält seine erste Akupunkturbehandlung. Unmittelbar anschließend nehmen die Schmerzen stark zu. Nach 24 bis 48 Stunden geht die Schmerzintensität zurück, und die gesamte Schmerzsymptomatik bessert sich dramatisch. Der Patient fühlt sich freier und beweglicher und ist über die deutliche Besserung begeistert. Diese Besserung hält einige Zeit an. Treten die Schmerzen dann wieder in der gewohnten Intensität auf, wird eine erneute Akupunkturbehandlung durchgeführt, die jedoch meist nicht mehr zum erwarteten und gewünschten Erfolg führt. Es sollte darüber hinaus nicht vergessen werden, dass selbst ein kleiner Schmerzreiz durch Akupunkturnadeln für Fibromyalgie-Patienten zu einer unerträglichen Belastung werden kann!

Schweizer Ärzte hatten in den 1990er Jahren in einer plazebokontrollierten Studie die Wirksamkeit der Elektroakupunktur bei 70 Fibromyalgie-Patienten untersucht. Nach dreiwöchiger Behandlung war in der Akupunkturgruppe die Druckschmerzhaftigkeit der Tenderpoints deutlich verbessert und der Schmerzmittelverbrauch halbiert. Auch die Schlafqualität und Morgensteifigkeit waren nach Akupunktur im Vergleich zur Kontrollgruppe deutlich besser. Etwa ein Viertel der mit Elektroakupunktur behandelten Patienten sprach auf die Behandlung nicht an – es gab aber auch Patienten, die fast völlig schmerzfrei wurden. Die Behandlung muss jedoch ständig wiederholt werden, um den Behandlungserfolg zu erhalten.

Traditionelle chinesische Medizin bei Fibromyalgie

- Akupressur
- Akupunktur
- Chinesische Heilkräuter
- Ernährung
- Tuina-Massage
- Bewegung (Tai-Qi-Quan, Qi-Gong)

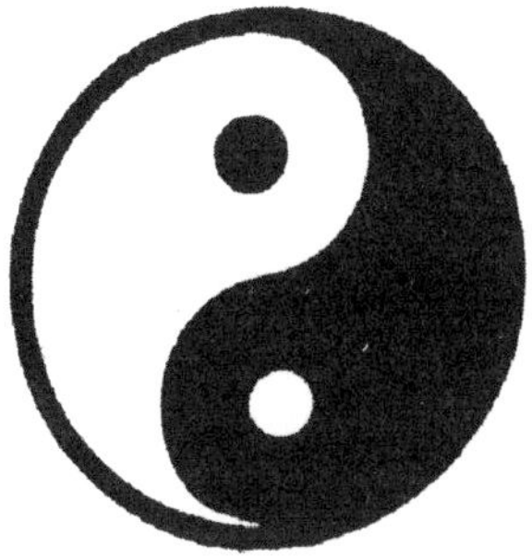

Symbol für „Yin" und „Yang"

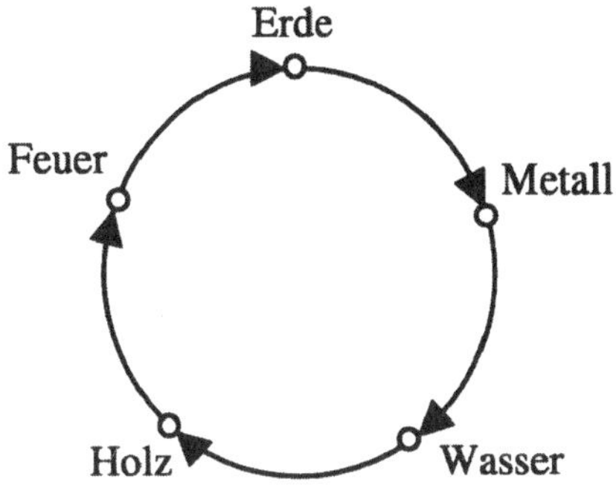

Die fünf Wandlungsphasen

Wie wirksam sind Fibromyalgie-Behandlungskonzepte?

Fragt man Ärzte unterschiedlicher Fachrichtung, was denn nun die Fibromyalgie sein und wie sie behandelt werden kann, wird man unterschiedliche Antworten erhalten. Ein führender amerikanischer Rheumatologe ist etwa davon überzeugt, dass die Fibromyalgie eine „generalisierte rheumatische Erkrankung" ist, teilweise durch muskuläre Mikrotraumen bedingt, und vor allem durch „Training" günstig zu beeinflussen.

Untersuchungsergebnisse zeigten, dass bei Fibromyalgie-Patienten – unabhängig von der Art und dem Umfang der Behandlung – in zwei Drittel der Fälle die Beschwerden hartnäckig fortbestehen. Nur selten oder kurzfristig verschwinden die Fibromyalgie-Symtome ganz. Bei nur etwa einem Fünftel der Patienten mit „generalisiertem Rheuma" wurde eine anhaltende Besserung der Symptome beobachtet. Da sich also in der Praxis gezeigt hat, dass die Fibromyalgie auf Grund ihres unberechenbaren Verlaufs kaum beeinflussbar ist, beschränken sich ärztliche Empfehlungen seit langem notgedrungen auf die Behandlung der Fibromyalgie-Symptome.

Alle Behandlungskonzepte sind dadurch gekennzeichnet, dass sie keine endgültige ursächliche Therapie empfehlen können. Ganz wichtig für die Behandlung ist die Einbindung der betroffenen Patienten, da ohne Mitarbeit der Patienten eine solche erst gar nicht möglich ist. Somit kann an dieser Stelle festgehalten werden, dass die Patienten bisher nur von einem vielfältigen Behandlungsprogramm (multimodale Therapie) eine Linderung erwarten konnten.

Sie werden an dieser Stelle mit Recht fragen: Was bringen denn nun die vorgestellten Behandlungskonzepte für den Patienten? Eine Analyse der Antworten von Fibromyalgie-Patienten auf die Frage der Wirksamkeit bestimmter Therapie ergab, dass jede Therapie irgendeinem Patienten nutzen kann – dem einen mehr, dem anderen weniger!

Die erfolgreichsten Behandlungskonzepte waren diesen Befragungsergebnissen zufolge Ruhe und Entspannungsmaßnahmen sowie die Chiropraktik. Zu einem mäßigen Erfolge trugen die Physiotherapie sowie Schmerzmittel und Narkotika bei. Am wenigsten erfolgreich waren ein Bewegungstraining, Amitriptylin und andere Antidepressiva, Beruhigungsmittel, Kortisoninjektionen sowie ein Urlaub oder Kuraufenthalt.

Diese Übersicht weist deutlich darauf hin, wie groß der Bedarf an neuen, möglicherweise wirksameren Therapiekonzepten für die Fibromyalgie ist. Nichts sollte unversucht bleiben, um das Leiden der betroffenen Patienten zu lindern oder vielleicht sogar die Beschwerden der Fibromyalgie dauerhaft zu beseitigen. Aus diesem Grund stelle ich Ihnen in diesem Buch die einem neuen Denkansatz entsprechende Methode der Quadrantenschmerz-Intervention vor. Seit mehr als zehn Jahren konnte mit diesem Verfahren vielen verzweifelten Fibromyalgie-Patienten nach jahrelangem Martyrium und vielen fehlgeschlagenen Therapieversuchen wirksam und dauerhaft geholfen werden.

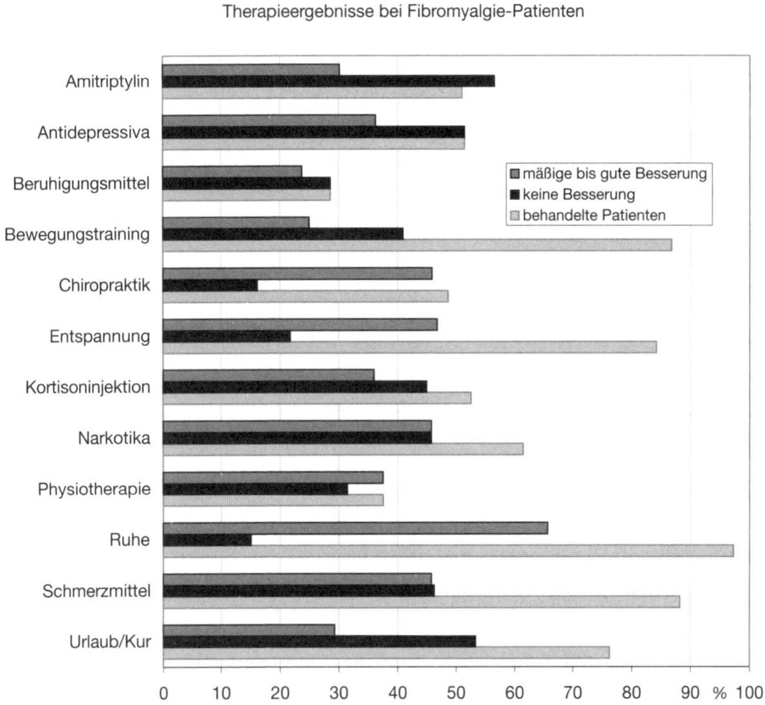

Wie Fibromyalgie-Patienten den Erfolg verschiedener Behandlungskonzepte beurteilt haben (nach Wolf 1986): Am besten schneiden Ruhe, Entspannungsmaßnahmen und Chiropraktik ab, alle anderen Behandlungskonzepte sind nur mäßig bis kaum wirksam.

Ein neues Behandlungskonzept: Akupressurdiagnostik und Quadrantenschmerz-Intervention

Die Aufmerksamkeit der Wissenschaft zur Erforschung der Fibromyalgie hat sich bislang auf biochemische und laborchemische Aspekte konzentriert und die Bedeutung anatomischer Strukturen (Morphologie) vernachlässigt, obwohl der zu Grunde liegende Denkansatz keiner rationalen Überprüfung standhält: Es ist nicht bewiesen, dass Menschen mit Fibromyalgie eine erniedrigte Schmerzschwelle haben müssen, nur weil bei ihnen die Tenderpoints druckempfindlich sind und bei Gesunden nicht.

Die Umkehrung dieses Denkansatzes ist die Annahme, dass die Druckempfindlichkeit der Tenderpoints selbst krankhaft erhöht ist – nicht aber das allgemeine Schmerzempfinden des Fibromyalgie-Patienten. Dies ist die Grundlage eines neuen Behandlungskonzeptes der Fibromyalgie, das in diesem Buch vorgestellt wird – ein Denkansatz, der sowohl jahrtausendealtes chinesisches Heilwissen als auch schulmedizinisches Know-how nutzt: die Quadrantenschmerz-Intervention.

Westliche Schulmedizin und chinesisches Heilwissen

„Im Jahr 1026 erging ein Befehl des Kaisers von China an die Medizinalbeamten, die Ausbildung der Ärzte im Reich zu verbessern. In diesem Zusammenhang wurde vom kaiserlichen Ministerialbeamten Wang Weiyi die Schaffung von Bronzefiguren und Bronzestatuen bis hin zu natürlicher Größe vorangetrieben. Diese Bronzestatuen wiesen die damals bekannten Akupunkturpunkte (354 an der Zahl) auf. Diese Punkte waren mit Bohrern als Löcher in die Bronzehaut der Statuen gebohrt worden. Die Statuen konnten mit Wasser gefüllt werden. Die Löcher, die den Akupunkturpunkten entsprachen, wurden mit bronzefarbenem Wachs verstopft.

Bei der Prüfung mussten die Kandidaten der Medizin unter Aufsicht und Anleitung der prüfenden Lehrer die gewünschten Akupunkturpunkte nadeln. Traf der Proband den

Akupunkturpunkt, so durchbohrte er das Wachs des entsprechenden Loches in der Bronzestatue. Wasser floss aus dem getroffenen „Akupunkturpunktloch" und der Prüfling hatte die Prüfung bestanden. Traf er den Punkt nicht (floss kein Wasser), hatte der Kandidat die Prüfung nicht bestanden."

Bericht aus dem Jahr 1290 nach Christus

Die moderne, westlich orientierte wissenschaftliche Medizin, die auf den Grundlagen von Descartes' Rationalismus entwickelt wurde, nach dessen Lehre der Mensch im Sinne einer „mechanischen Maschine" aufgefasst wird, weist als eines der wichtigsten Merkmale von Wissenschaftlichkeit die Wiederholbarkeit (Reproduzierbarkeit) von Versuchsergebnissen auf.

Ist nicht auch die Vorgehensweise bei der Prüfung der chinesischen Kandidaten der Medizin an Bronzestatuen nichts anderes als eine reproduzierbare Überprüfung ihres Wissens an einem Versuchsmodell?

Nach Auffassung der damaligen chinesischen Mediziner sind die Akupunkturpunkte immer an der gleichen Stelle des Körpers zu finden, und zwar so genau, dass die Prüfung mit einem Akupunkturlochmodell aus Bronze gerechtfertigt und zuverlässig ist. Man muss sich dies vor Augen halten, um zu verstehen, dass die modernen Akupunkteure diese Qualitätskriterien erfüllen müssen, wenn sie im Sinne der traditionellen chinesischen Medizin tätig werden wollen. Die Existenz der Akupunkturbronzestatuen beweist, dass das Vorurteil, die Akupunkturpunkte seien nicht so streng definiert und es würde schon genügen, wenn man in der „Gegend" der vermuteten Akupunkturpunkte herumstochere, völlig abwegig und unhaltbar ist.

Eine derart genaue Definition der Akupunkturpunkte entspricht der exakten Definition anatomischer Strukturen – und sie entspricht damit auch der wissenschaftlichen Grundlage der westlichen Medizin, nämlich der Anatomie.

Anatomie der Akupunkturpunktlöcher

„Anatomia clavis et clavus medicinae" – die Anatomie ist der Schlüssel und Pferdefuß der Medizin. Dieser Satz ist auf die Akupunkturpunkte übertragbar und begründet die Berechtigung der Arbeitshypothese, dass die Akupunkturpunkte anatomisch exakt definierbar sein müssen und demzufolge auch anatomisch präparierbar und darstellbar sein müssen.

Ich erinnere mich noch gut an meine ersten Akupunkturkurse und meine erste Lektüre von Lehrbüchern über Akupunktur. Nach der klassischen chinesischen Medizin war nicht nur der Ort des Einstiches zum Auffinden des Akupunkturpunktes exakt beschrieben und genauestens definiert, sondern auch die Einstichtiefe und die Einstichrichtung waren vorgeschrieben. Es gab Punkte, die mussten schräg, etwa 3,5 cm tief gestochen werden. Es gab Punkte, die als gefährlich deklariert waren, und es gab Punkte, die oberflächlich in nur 0,5 cm Tiefe zu finden waren.

Tatsächlich hat es in der Vergangenheit in jedem ernsthaften Akupunkturbuch Hinweise darauf gegeben, dass die Existenz der Akupunkturpunkte erforscht oder zumindest diskutiert werden muss. Die unterschiedlichen Ergebnisse wurden kontrovers beurteilt und wie „Puzzleteilchen hin und her gedreht". Die beobachteten Befunde schienen jedoch nicht zusammenzupassen. Der Mediziner Hartmut Heine konnte 1988 als Erster nachweisen, dass in 82 Prozent der Fälle den Akupunkturpunkten anatomische Strukturen zugeordnet werden können. Diese Zuordnungen konnten immer wieder gefunden werden, sie waren nach wissenschaftlichen Gesichtspunkten reproduzierbar.

Akupunkturpunkte sind demnach „Löcher" in Faszien und anderen anatomischen Strukturen, durch die Gefäßnervenbündel hindurchtreten. Es handelt sich somit um regelrechte anatomisch vorgegebene Engpässe, durch die Nerven oder Nervenenden durchziehen oder hindurchtreten. In der Regel werden sie von einer kleinen Arterie und einer kleinen Vene begleitet.

Akzeptiert man diese Überlegung, ist leicht einsehbar, dass die Lage und Form dieser Kanälchen und Löcher anatomisch genau definiert sein müssen. Nur die Ausgestaltung derselben unterliegt individuellen Schwankungen. Man kann zum Vergleich und zum besseren Verständnis die Augenfarbe eines Menschen heranziehen: Die Augenfarbe variiert – dass jeder Mensch eine unverwechselbare Augenfarbe hat, ist jedoch unumstößlich. Die Augenfarbe selbst ist genetisch festgelegt und wird vererbt.

Es gibt noch einen weiteren Hinweis darauf, dass der Begriff „Akupunkturpunkt" eine falsche Übersetzung ist. Bei Punkten spricht man im Chinesischen vom „Dian-xue", das bedeutet „Punkt-Loch". Es handelt sich um einen festen Begriff der chinesischen Qi-Gong-/Kung-Fu-Lehre. Wenn man sich mit Chinesen unterhält, zeigen sie sich gar nicht erstaunt, dass der Punkt auch ein Loch sein kann oder ist. Sie verstehen nicht, warum in der westlichen Welt so viel Aufhebens gemacht wird, wenn gesagt wird, dass die Akupunkturpunkte keine „Punkte im mathematischen Sinn“, sondern Akupunkturpunktlöcher sind.

Diese Akupunkturlöcher sind keineswegs „mystisch“ aufzufassen, sondern sie sind real existierend. Der „Fluss der Energie“ steht nur sinnbildlich für die Tatsache, dass Akupunkturpunkte eigentlich Akupunkturpunktlöcher sind, durch die und aus denen mehrere nervale Strukturen durchtreten, die (darin dürften sich auch westliche Mediziner einig sein) Träger von (elektrischer) Energie sind. Akupunkturpunktlöcher sind demnach keine irgendwie magisch oder mystisch verbrämten, imaginären Körperstellen: Durch die Akupunkturpunkte fließt Energie, die bioelektrische Energie von Nervenfasern.

Akupunkturpunktlöcher

Akupunkturpunkte sind in Wahrheit Akupunkturpunkt-LÖCHER. Diese Löcher sind anatomisch vorgegebene Engstellen, durch die kleine Nerven durchtreten, die ihrerseits von einer kleinen Vene und einer kleinen Arterie begleitet werden.

Engstelle Akupunkturpunktloch

Somit kann man analog sagen, dass die Engstellen der Akupunkturpunktlöcher auch anatomisch vorliegen müssen und die Ausgestaltung der Engstelle durchaus vererbt werden kann. Diese Sichtweise ermöglicht ein besseres Verständnis der Tatsache, dass die Fibromyalgie familiär gehäuft auftreten kann, dass oft Zusammenhänge von verwandtschaftlichen Beziehungen zwischen Fibromyalgie-Patienten gefunden werden und in manchen Familien vermehrt von einer Fibromyalgie Betroffene beobachtet werden.

Leider war Hartmut Heine nicht in der Lage zu zeigen, dass die Akupunkturpunktlöcher zu 100 Prozent solchen anatomischen Engstellen entsprachen. Man warf ihm vor, dass seine Theorie nicht stimmen könne, wenn er nicht alle Akupunkturpunktlöcher erklären könnte. Insbesondere amerikanische Forscher bemängelten, dass die Bedeutung dieser Überlegungen – um nicht zu sagen dieser Entdeckung – fragwürdig sei, da sie nicht von klinischem Nutzen sei.

Im Jahr 1977 hatte der Mediziner Ronald Melzack zeigen können, dass die Triggerpunkte des myofaszialen Syndromes große Übereinstimmung mit der Lage von Akupunkturpunktlöchern aufweisen. Berücksichtigt man, dass bei der Fibromyalgie durchaus Triggerpunkte und Tenderpoints gleichzeitig vorliegen können, ist die Betrachtung der 18 Tenderpoints der ACR-Klassifikation unter dem Aspekt interessant, ob diese 18 Tenderpoints Akupunkturpunktlöchern entsprechen: Tatsächlich stimmt die Lage der 18 Tenderpoints mit der Lage der Akupunkturlöcher bzw. regelrechten Ansammlungen von Akupunkturpunktlöchern überein (etwa im Bereich des Hinterkopfes).

Fernwirkungen verklebter Akupunkturpunktlöcher

Unabhängig von diesen Beobachtungen war mir aufgefallen, dass bei der operativen Freilegung im Rahmen hand- und fußchirurgischer Operationen in Blutleere immer wieder an den gleichen Stellen Gefäßnervenbündelchen zu beobachten waren, die durch Löcher in den Faszien und in den Sehnenblättern der Muskeln hindurchtraten. Darüber hinaus stellte ich fest, dass bei manchen Menschen diese Löcher wie von einer glasurartigen Substanz überzogen waren und damit regelrecht zugeklebt waren. Diese Beobachtung machte mich neugierig und führte dazu, dass ich die Patienten nach Abschluss der Operationen fragte, ob sie früher denn besondere Schmerzen gehabt hätten. Es zeigte sich, dass Schmerzen angegeben wurden, die scheinbar nicht mit dem operierten Gebiet und dem Anlass der Operation in Verbindung zu bringen waren, etwa Nackenschmerzen, Schulter-Arm-Schmerzen, Rückenschmerzen, Hüftschmerzen und andere Schmerzsyndrome.

Bei Operationen im Bereich des Unterarmes und im Bereich der Knöchelregion des Fußes fiel mir auf, dass in der Tiefe der Weichteile anatomisch bekannte Nervenstränge vorlagen, aber auch kleine Nervenabgänge, die anatomisch überhaupt nicht benannt waren. Sie existierten jedenfalls und mussten eine Bedeutung haben. In anderen Fällen zeigte sich, dass diese Nervenabgänge gelegentlich von einer Art netzartigem Strumpf umgeben waren oder ihre Durchtrittsstelle wiederum wie von einer narbigen Masse regelrecht verklebt erschien.

Auf Grund meiner Ausbildung am anatomischen Institut in München war ich in der Lage, die topographische Anatomie mit den Angaben der Einstichtiefe und Stichrichtung bei der Nadelung der Akupunkturlöcher zu vergleichen. Es fiel mir auf, dass bei den Angaben von Stichtiefen von mehr als einem Zentimeter die Akupunkturpunkte mit den von mir beobachteten Abgängen von kleinen Nervenästen oder narbigen, bindegewebigen Scheiden um bestimmte Nervenenden und Nervenäste übereinstimmten. Dies war die anatomische Erklärung der fehlenden zwölf Prozent anatomischer Strukturen von Akupunkturlöchern, die Hartmut Heine nicht hatte zuordnen können.

Unabhängig davon hatte ich begonnen, Patienten, die einer hand- oder fußchirurgischen Operation zugeführt werden sollten, vor dem Eingriff zu fragen, ob sie einverstanden wären, – für den Fall, dass solche Verklebungen vorliegen sollten – dass ich operativ zusätzlich diese Verklebungen löste. Einige Patienten stimmten zu. Im Laufe von mehr als einem Jahrzehnt konnten viele Fälle gesammelt werden, bei denen diese Verklebungen chirurgisch entfernt wurden, die Durchtrittsstellen geweitet, ausgeschält und möglicherweise vorhandene Spannungen der Sehnenplatten durch entsprechende Einkerbung oder Schlitzung behoben wurden. Zur Überraschung der Patienten selbst und des Operateurs besserten sich in vielen Fällen Schmerzsymptome, die scheinbar nichts mit der behandelten Region zu tun hatten. Auf Grund dieser Beobachtungen formulierte ich die Theorie, dass die fehlenden Akupunkturpunktlöcher, die Hartmut Heine anatomisch nicht hatte erklären können, verklebte Engstellen von Akupunkturpunktlöchern sind.

Die Engstellen liegen in größerer Tiefe, als zuvor angenommen worden war. Andererseits hatten offensichtlich diese Akupunkturpunktlöchern entsprechenden Engstellen die Eigenschaft, in verklebtem Zustand Schmerzen in ganz anderen anatomischen Regionen zu erzeugen, die scheinbar nichts mit dem Ursprungsort zu tun hatten. Ich erinnerte mich an die Fernwirkung bei Nadelung von Akupunkturpunkten und sah darin die Erklärung für die

Wirkung der verklebten Durchtrittsstellen von Nervenästen und Nervenenden:

- Nicht verklebte, regelrechte Akupunkturpunktlöcher führen bei der Nadelung zu erwünschten Fernwirkungen.
- Gestörte, verklebte und erkrankte Akupunkturpunktlöcher verursachen kontinuierlich krankhafte Fernwirkungen.

Das Netz der Meridiane und Nerven

Meridiane kann man sich am besten als gedachte Verbindungslinien zwischen zusammengehörigen Akupunkturpunkten vorstellen. Der Unterschied zwischen Nerven und Akupunkturpunktverbindungen könnte mit einem Vergleich verdeutlicht werden: Die Nerven sind vergleichbar mit dem Telefonfestnetz, die Verbindung der Akupunkturpunkte vergleichbar mit der Frequenz eines drahtlosen Funknetzes für Mobiltelefone.

- So kann man sich das Netz der Nerven vorstellen: Es gibt große Nervenstämme, von denen Nervenäste abgehen, die sich wiederum in kleinere Äste aufzweigen, bis zuletzt die kleinsten Nervenenden regelrecht blank unter der Haut im Fettgewebe liegen.
- So kann man sich das Netz der Meridiane vorstellen: Die Akupunkturpunkte sind als Löcher aufzufassen, in denen diese blanken Nervenenden liegen, ohne sich gegenseitig zu berühren. Jedes Nervenende sitzt in seinem entsprechenden Akupunkturpunktloch, vergleichbar mit einem Mobiltelefon, das mit einem „Mobiltelefon" im anderen Akupunkturpunktloch auf gleicher Frequenz kommunizieren kann. Die Zugehörigkeit der Akupunkturpunkte zu einem Meridian ist vergleichbar mit einer „Postenkette", die mit Sichtzeichen Informationen austauschen kann.

Es ist anzunehmen, dass zwischen den einzelnen Nervenenden in den jeweiligen Akupunkturpunktlöchern feinste Nervenverbindungen existieren. Diese wären zwar im Elektronenmikroskop sichtbar, sind aber schwierig nachzuweisen, weil die Entfernungen so groß sind, dass die Orientierung der elektronenmikroskopischen Schnitte und deren Zuordnung unmöglich ist. Darüber hinaus könnte es sein, dass die Nervenenden auf bioelektrischem Weg über entsprechende Körperzellen vernetzt kommunizieren.

Verklebte Akupunkturpunktlöcher und Fibromyalgie

Der von mir entwickelte neue Denkansatz beruht auf der Feststellung, dass die Akupunkturpunktlöcher und die ihnen anatomisch entsprechenden Nervenäste bzw. Nervenenden verkleben können und die vielfältigen Symptome des Fibromyalgie-Syndroms durch Fernwirkungen verursachen.

Nerven sind von feinem Gleitgewebe umgeben, das sich durch entsprechende Reizung entzündlich verändern kann. Bei Patienten mit Fibromyalgie ist davon auszugehen, dass sowohl körperlicher als auch psychischer Stress dazu beitragen, dass sich dieses Gleitgewebe entzündet und die Entzündung nach längerer Zeit zum Ausschwitzen (Exsudation) von Eiweißkörpern führt, die die Engstelle der Akupunkturpunktlöcher verkleben können.

Welcher Art diese Eiweißkörper sind, ist bislang noch nicht geklärt worden. Möglicherweise könnte es sich um Eiweißkörper wie die Substanz P handeln, die bei Fibromyalgie-Patienten in der Rückenmarksflüssigkeit (Liquor) vermehrt nachweisbar ist. Der Liquor fließt über die peripheren Nerven ab und wird von den Nervenenden „ausgeschwitzt". Es wäre durchaus denkbar, dass die Substanz P wie im Bereich der entzündeten Engstellen abgelagert oder angereichert wird und wie ein „Kleber" an den Akupunkturpunktlöchern wirkt.

Jenseits aller Spekulation können nachweislich die Engstellen mit den durchtretenden kleinen Nervenästen und Nervenenden stressbedingt verkleben. Was geschieht aber, wenn eine solche Durchtrittsstelle, die anatomisch als Engstelle schon vorgegeben ist, verklebt? – Antwort:

- Die Arterie wird weniger Blut durchlassen können.
- Die Vene wird weniger Blut abtransportieren.
- Der Nerv gerät unter Druck.
- Stoffwechselprodukte werden nicht abtransportiert.
- Das Gewebe ist mit Sauerstoff unterversorgt.

Alle diese Faktoren tragen zu einer Fehlfunktion der Nervenenden, die als „Sensoren" aufzufassen sind, bei. Und diese gestörten Sensoren geben Falschmeldungen an das zentrale Nervensystem weiter. Die Falschmeldungen werden dort registriert und zu wahrnehmbaren Schmerzen weiter verarbeitet.

Aus diesem Grund wird verständlich, dass die Schmerzentstehung davon abhängt, ob eine bestimmte Körperpartie vermehrt belastet wurde, ob Kälte, Feuchtigkeit oder Verletzungen einwirken. Mit dem neuen Denkansatz zur

Entstehung der Fibromyalgie kann die Vielfalt äußerer Ereignisse, die zur Verschlimmerung von fibromyalgischen Beschwerden führen können, auf einen gemeinsamen krank machenden Mechanismus zurückgeführt werden:

Der kontinuierliche Strom monotoner Fehlmeldungen aus der Körperperipherie an das zentrale Nervensystem, die dort als Schmerzreize gedeutet werden, produziert eine kontinuierliche monotone Schmerzwahrnehmung – der Schmerzreiz selbst entsteht an den verklebten Akupunkturpunktlöchern.

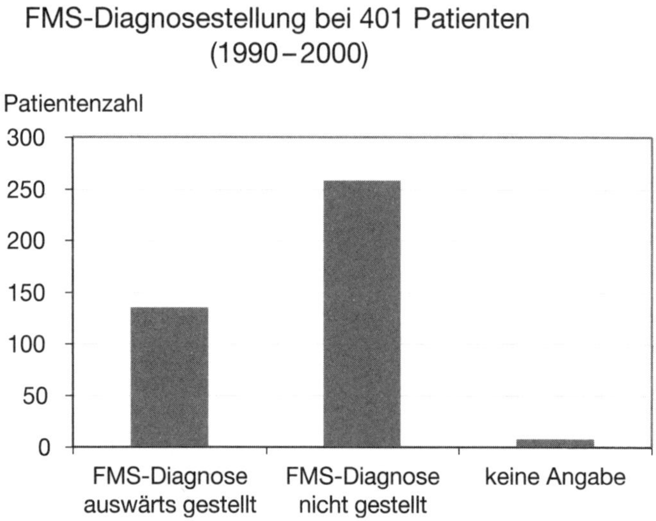

Bei der überwiegenden Mehrzahl der operierten Fibromyalgie-Patienten war von den vorbehandelnden Ärzten keine Fibromyalgie-Diagnose gestellt worden (Bauer 2000)

Fibromyalgie-Diagnostik

Bei vielen Patienten mit Fibromyalgie dauert es Jahre, bis die richtige Diagnose gestellt wird. Es kommt häufig vor, dass deshalb medikamentöse oder chirurgische Behandlungen auf Grund anderer Diagnosen durchgeführt werden – die allerdings in der Regel erfolglos bleiben. Sind andere Erkrankungen durch schulmedizinische Voruntersuchungen ausgeschlossen worden, kann die Diagnose Fibromyalgie durch zwei grundlegende diagnostische Maßnahmen gesichert werden:

- Die genaue und ausführliche Befragung des Patienten zur Schmerzvorgeschichte (Schmerzanamnese).
- Die Akupressurdiagnostik von Quadrantenschmerzen.

Die Schmerzanamnese weist auf eine möglicherweise jahrelang bestehende oder schon in der Kindheit nachweisbare Schmerzsymptomatik hin. Sie ergibt auch Hinweise auf die Zuordnung der Schmerzen zu verschiedenen Körperregionen (Quadranten).

Die Akupressurdiagnostik in Bezug auf Quadrantenschmerz bezieht sich auf Beobachtungen, dass bei fibromyalgischen Beschwerden schmerzhafte Akupunkturpunkte eine herausragende Rolle spielen. Entsprechend den Ergebnissen dieser Diagnosemaßnahmen kann daraus mit großer Erfolgswahrscheinlichkeit eine Indikation zur chirurgischen Quadrantenschmerz-Intervention abgeleitet werden.

Schmerzanamnese – die Befragung des Patienten

Viele Patienten mit nachgewiesener Fibromyalgie oder mit fibromyalgischen Beschwerden können sich an den Beginn der Schmerzen erinnern, insbesondere an Jahre oder Jahrzehnte zurückliegende Schmerzen etwa im Bereich des rechten Arms und der rechten Schulter, die sich im Laufe der Zeit über den gesamten Körper ausgebreitet hatten. Zum Untersuchungszeitpunkt können auch wandernde Schmerzen am ganzen Körper zu unterschiedlichen Zeiten vorhanden gewesen sein.

Die klassische medizinische Schmerzanamnese erfasst örtliche (etwa ganzer Arm, Oberkiefer links), zeitliche (etwa Dauerschmerz, blitzartig einschießend), qualitative (etwa brennend, elektrisierend) und quantitative (etwa mäßig, sehr stark) Aspekte der Schmerzwahrnehmung. Vier Standardfragen an den Patienten tragen zur Klärung der Art der aktuell vorliegenden Schmerzcharakteristik bei:

- Wo tut es weh?
- Wann tut es weh?
- Wie tut es weh, womit ist der Schmerz verbunden?
- Wie stark ist der Schmerz?

Anamnesebogen
für FMS / CRPS / CFS

Kopf, Nacken, Schulter/Obere Extremität

- Welcher Art sind die Schmerzen?
- Wie lange schon?
- Haben Sie schon andere Ärzte befragt? Welche?
- Wurde bereits von einem anderen Arzt die Diagnose Fibromyalgie gestellt?
- Welche Diagnosen wurden gestellt?
- Welche Behandlungen wurden durchgeführt?
- Sind Sie operiert worden?

Haben Sie an der rechten oder linken Seite, in der Mitte, wechselnd

- Nacken/Rückenschmerzen
- Schmerzen zwischen den Schulterblättern
- Verspannungen, Myogelosen
- Hinterkopfschmerz
- Migräne
- Ohrensausen/Tinnitus
- Zahnprobleme, Oberkiefer, Unterkiefer, Kaugelenke, Nasennebenhöhlen
- Schwellung der Augenlider, Augentränen, Sehstörungen
- Schulterschmerzen in Ruhe, bewegungsabhängige, lageabhängige
- Ausstrahlende Schulterschmerzen
- Schmerzen auf der Außenseite des Oberarmes, Ellbogenschmerzen
- Sehnenscheidenentzündungen, Handgelenksschmerzen, Ödeme der Hand/Finger
- Kraftlosigkeit
- Herzschmerzen
- Schmerzen unter dem Rippenbogen, am Brustbein, im Bereich der Brustdrüse
- Nachtschweiß, Fieber, Schlafstörung
- Atemnot, Schluckstörung
- Fällt Ihnen etwas aus der Hand
- Schmerzen bei typischen Tätigkeiten (Bügeln, Schreiben, Schälen etc.)
- Kribbeln in Hand/Arm, Einschlafen der Finger, kalte Hände
- Osteoporose, Arthrosen, Rheuma

Fibromyalgie-Anamnesebogen: Fragen, die sich auf die Schmerzdiagnostik der oberen Quadranten beziehen

Anamnesebogen
für FMS / CRPS / CFS

Rücken/Untere Extremität

- Welcher Art sind die Schmerzen?
- Wie lange schon?
- Haben Sie schon andere Ärzte befragt? Welche?
- Wurde bereits von einem anderen Arzt die Diagnose Fibromyalgie gestellt?
- Welche Diagnosen wurden gestellt?
- Welche Behandlungen wurden durchgeführt?
- Sind Sie operiert worden?

Haben Sie an der rechten oder linken Seite, in der Mitte, wechselnd

- Rückenschmerzen, Kreuzschmerzen, ISG-Arthrose, Facettensyndrom
- Hüftprobleme
- Trochanterodynie
- Gefühllosigkeit im Bereich des Oberschenkels, Schmerzen im Sitzhalfter
- Knieschmerzen
- Wadenschmerzen, Wadenkrämpfe, Muskelzuckungen, restless legs
- Schwierigkeiten beim Treppauf-, Treppabgehen
- Durchblutungsstörungen
- Osteoporose
- Arthrosen
- Wassereinlagerungen/Ödeme
- Schmerzen im Bereich der Achillessehne, der Ferse (Achillodynie, Fersensporn), der Vorfüße, des Ballens
- Ameisenlaufen, Kribbeln, Taubheitsgefühl, pelzige Füße, kalte Füße
- Leistenschmerzen
- Blähbauch, Reizdarmsyndrom, Reizblase
- Erhalten Sie Hormone (Regelprobleme, Schilddrüse, Blutzucker)

Fibromyalgie-Anamnesebogen: Fragen, die sich auf die Schmerzdiagnostik der unteren Quadranten beziehen

Um die Schmerzen und Beschwerden der Fibromyalgie genauer zuordnen zu können, werden zwei verschiedene Anamnesebögen benutzt:

- Einer, der sich auf die oberen Quadranten bezieht
- Einer, der sich auf die unteren Quadranten bezieht

Mit der Erfassung von Lokalisation und Ausstrahlung der Schmerzen kann zum Teil schon eine strukturelle Zuordnung der Beschwerden erfolgen. Der Patient spricht zunächst frei über seine Beschwerden – Angaben, die in der Regel nicht einem bestimmten Schema folgen, werden in die Bögen eingetragen. Anschließend, wenn der Patient der Meinung ist, er habe alles gesagt, kann gezielt nachgefragt werden. Die Fragebögen werden dann entsprechend ergänzt.

Das ausführliche Gespräch mit dem Betroffenen ist eine der wichtigsten Voraussetzungen für die exakte Diagnose der Fibromyalgie. Der Patient hat außerdem die Möglichkeit, frei und ungezwungen über seine gesamte Schmerzvorgeschichte sprechen zu können – diese Möglichkeit ist in der Regel bei üblichen ärztlichen Beratungen nicht gegeben bzw. der mangelhafte Dialog mit dem Patienten ist einer der häufigsten Gründe für Fehldiagnosen bei Fibromyalgie-Patienten.

Akupressurdiagnostik und Quadrantenschmerz

Die Ergebnisse einer Untersuchung mit mehr als tausend Patienten haben gezeigt, dass bei fibromyalgischer Symptomatik schmerzhafte Akupunkturpunkte eine herausragende Rolle spielen und deren chirurgische Entlastung ein neues und Erfolg versprechendes Behandlungskonzept zur Bekämpfung der Schmerzsymptomatik ist. Als beste Vorgehensweise zur Erfassung des aktuell vorliegenden Schmerzbildes hat es sich bewährt, den Körper in vier Quadranten einzuteilen und die Beschwerden diesen Quadranten entsprechend zuzuordnen.

Der Körper wird mit einer gedachten Linie einmal längs und einmal quer halbiert, sodass zwei obere Quadranten und zwei untere Quadranten beschrieben werden können. Es zeigte sich nun, dass die Patienten im Verlauf der exakten Schmerzanamnese angeben konnten, wo die ersten Schmerzen aufgetreten sind. Dabei müssen die Patienten allerdings zum Teil den Leidensweg bis in ihre Kindheit zurückverfolgen, weil die Fibromyalgie bereits in der Kindheit oder in der frühen Jugend begonnen haben kann.

Die körperliche Untersuchung nach den Regeln der Quadrantenschmerz-Akupressurdiagnostik wird in zwei Schritten durchgeführt: Der Patient sollte zunächst den Oberkörper frei machen (obere Quadranten). Nach der Akupressurdiagnostik der oberen Quadranten kann sich der Patient wieder anziehen. Anschließend macht der Patient den Unterkörper (untere Quadranten) zur Untersuchung frei. Durch dieses schrittweise Vorgehen kann bei kälteempfindlichen Patienten ein „Kälteschock“ vermieden werden.

Die gefundenen druckschmerzhaften Akupunkturpunkte werden notiert und dann auf dem Quadrantenblatt in der Reihenfolge der größten Schmerzhaftigkeit eines Quadranten eingetragen: beispielsweise rechter oberer Quadrant stark schmerzhaft (++), linker oberer Quadrant einfach schmerzhaft (+), rechter unterer Quadrant stark schmerzhaft (++) oder linker unterer Qua-

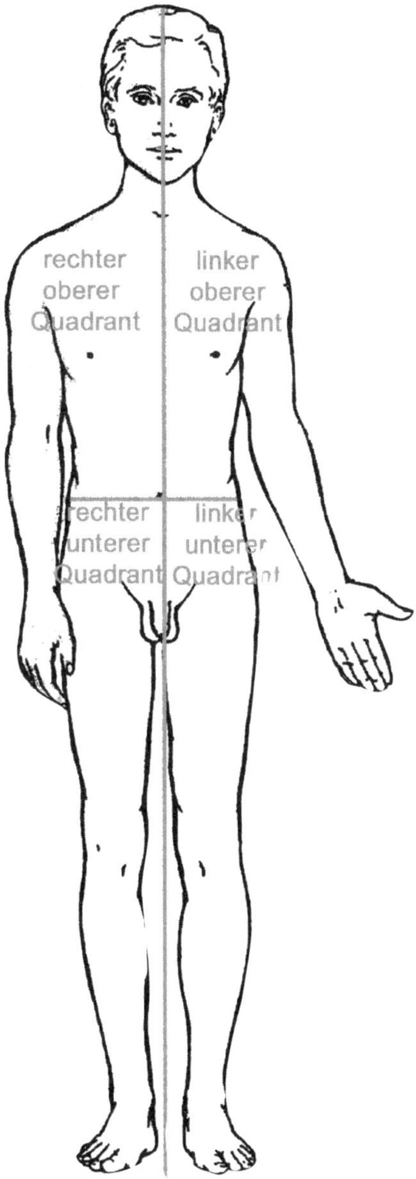

Schematische Einteilung des Körpers in vier Quadranten

drant einfach schmerzhaft (+). Diese diagnostischen Untersuchungsergebnisse sind eine wichtige Voraussetzung für die Entscheidung über die für den Patienten bestmögliche chirurgische Quadrantenschmerz-Intervention.

Akupressurdiagnostik der oberen Quadranten

Bei Schmerzen im Arm-, Schulter- oder Nacken-Kopf-Bereich ist in der Regel der Dickdarmmeridian (Di.) gestört – in manchen Fällen auch der Lungenmeridian (Lu.) als Nachbarmeridian bzw. auch andere Nachbarmeridiane.

- Der Lungenmeridian (Lu.) bedingt die Druckschmerzhaftigkeit der Vorderfläche der Schulterkugel. Dies erklärt, warum im Bereich der oberen Extremität Schmerzen auftreten, die dem Patienten einen Schulterschmerz und dem behandelnden Arzt eine Schädigung im Bereich der Schulter-Arm-Muskulatur (Rotatorenmanschette) vortäuschen können.
- Im Bereich des seitlichen Halsdreiecks überkreuzt der Dickdarmmeridian (Di.) den Gallenblasenmeridian (Gb.), dadurch kann die Störung auf den Gallenblasenmeridian übertragen werden. Der Dickdarmmeridian beginnt im seitlichen (lateralen) Augenwinkel, zieht zum Ohr und von dort über die Kopfschwarte zur Stirn und dann zurück in den Nacken. Dies erklärt, warum Patienten mit Störungen im Bereich des Dickdarmmeridians über Kopf- und Nackenschmerzen klagen, seltener auch darüber, dass ein Auge, nämlich auf der gleichen Seite der Störung, zuschwillt (insbesondere morgens) und dass Ohrgeräusche (Tinnitus) oder ein Hinterkopfschmerz bestehen können. Der Endpunkt des Dickdarmmeridians liegt im Bereich der entgegengesetzten (kontralateralen) Seite über dem Eckzahn und der entsprechenden Kieferhöhle. Man kann verstehen, warum einige Patienten, die eine Störung des Dickdarmmeridians aufweisen, über Zahnschmerzen und/oder Kieferschmerzen klagen.

Zur Diagnose des oberen Quadrantenschmerzes, insbesondere zur Abklärung der Zusammenhänge, empfiehlt es sich, mit dem Akupunkturpunkt Di4 zu beginnen. Ob diese Stelle betroffen ist, kann bereits beim ersten Händeschütteln festgestellt werden:

- Wenn der Punkt druckschmerzhaft ist, zieht der Patient meist die Hand zurück.

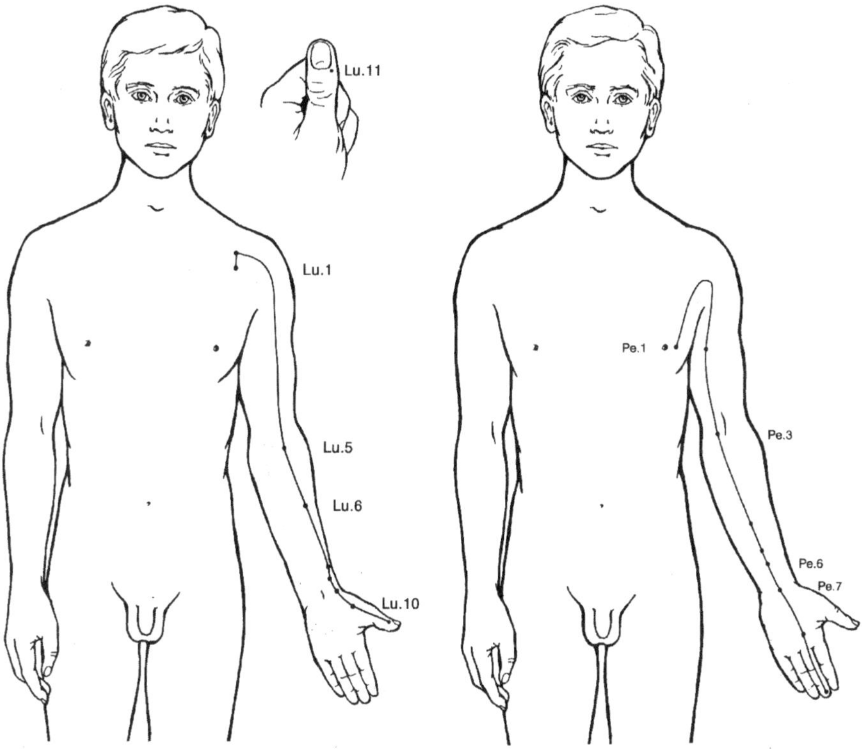

Akupressurdiagnostik der oberen Quadranten: Meridiane mit den wichtigsten Akupunkturpunkten: Lungen-Meridian (Lu.), Perikard-Meridian (Pe.)

- Zieht der Patient die Hand nicht zurück bzw. kommt es zu keiner Schmerzäußerung, liegt mit hoher Wahrscheinlichkeit keine Störung des Dickdarmmeridians der rechten Seite vor.
- Dann muss man sich erkundigen, ob der Patient möglicherweise Linkshänder ist. Es empfiehlt sich auch, zu fragen, wo die Schmerzen empfunden werden: Lässt der Patient bestimmte Areale aus, die zum Dickdarmmeridian und seinen benachbarten Meridianen gehören, muss gezielt nachgefragt werden. Häufig verschweigen Patienten unwillentlich, dass etwa Kieferschmerzen oder auch Schulterschmerzen vorliegen – Fachärzte

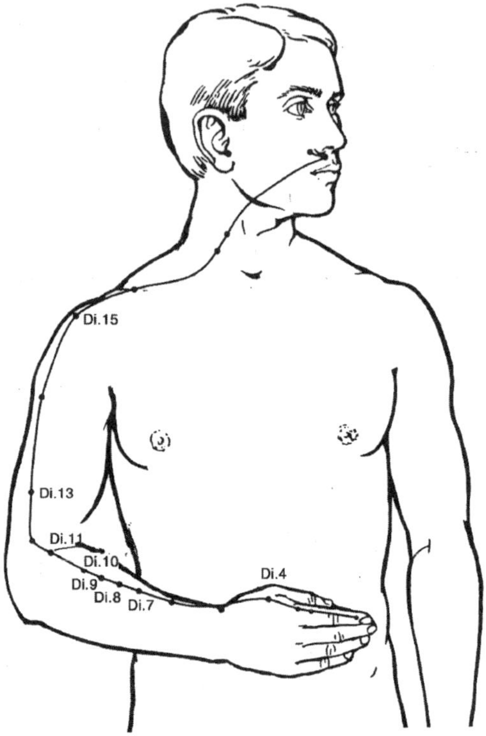

Akupressurdiagnostik der oberen Quadranten: Dickdarm-Meridian (Di.) mit den wichtigsten Akupunkturpunkten

wie Orthopäden, HNO-Ärzte oder Zahnärzte fragen in der Regel nur nach Beschwerden, die ihr Fachgebiet betreffen, und betrachten den Patienten nur selten als „ganzen Menschen“.

Nachdem der Akupunkturpunkt Di4 untersucht worden ist – und zwar an beiden oberen Extremitäten –, wird der Dickdarmmeridian nach zentralwärts verfolgt. Der untersuchende Arzt achtet dabei besonders auf eine mögliche Druckschmerzhaftigkeit im Bereich der Akupunkturpunkte Di5, Lu7 und Lu8.

- Die Akupunkturpunkte Lu7 und Lu8 entsprechen jenem Druckschmerz, der in der Handchirurgie als Hinweis auf eine Sehnenscheidenentzündung des ersten und zweiten Strecksehnenfaches gewertet wird. Aus diesem Grund werden alle aus der Handchirurgie bekannten Untersuchungspunkte in Bezug auf mögliche Störungen untersucht, etwa „schnellende Finger“, Kapselbandschwäche, Sehnenscheidenentzündung (Tendovaginitis) oder „Skidaumen“.

- Darüber hinaus achtet der Untersucher darauf, ob die Dickdarmmeridian-Akupunkturpunkte Di7, Di8, Di9, Di10, Di11, Di12, Di13 und Di14 druckschmerzhaft sind.
- Anschließend werden die Lungenmeridian-Akupunkturpunkte Lu6, Lu5 und der Perikardmeridian-Akupunkturpunkt Pe3 untersucht. Es empfiehlt sich, während der Akupressur der Punkte des Lungenmeridians den Patienten zu fragen, ob er Schmerzen in der Schulterkugel oder an der Vorderfläche der Schulter empfindet. Darüber hinaus sollte bei der Prüfung der Punkte des Perikardmeridians gefragt werden, ob jemals Brustschmerzen oder gar unklare Herzbeschwerden aufgetreten sind.
- Zum Abschluss der Untersuchung werden Akupunkturpunkte der Schulterregion geprüft. Besonders wichtig sind die Dickdarmmeridian-Akupunkturpunkte Di15 und Di16. Im Halsbereich sind die Akupunkturpunkte in der Regel nicht druckschmerzhaft. Der Untersucher fragt den Patienten dennoch nach allen Beschwerden, die auf Grund ihrer Lagebeziehung mit den erwähnten Meridianen in Zusammenhang stehen können: Schmerzen im Bereich des Kieferwinkels oder des Oberkiefers, Zahnbeschwerden oder Kieferbeschwerden, Schwellungszustände der Augen, Ohrgeräusche, Ohrensausen (Tinnitus) oder Hinterkopfschmerz.

Ist die akupressurdiagnostische Untersuchung der oberen Quadranten abgeschlossen, kann sich bei einem Patienten mit Fibromyalgieschmerzen der oberen Körperhälfte (oberer Quadrantenschmerz) der nachfolgende typische Befund ergeben:

- Dickdarmmeridian: Druckschmerzhaftigkeit der Akupunkturpunkte Di4, Di7, Di8, Di9, Di10, Di11, Di12 und Di13.
- Lungenmeridian: Druckschmerzhaftigkeit der Akupunkturpunkte Lu6 und Lu5.
- Zusätzlich können Akupunkturpunkte unterschiedlicher Meridiane druckschmerzhaft sein: Dickdarmmeridian (Di14, Di15, Di19), Lungenmeridian (Lu1, Lu2, Lu10) und Gallenblasenmeridian (Gb1, Gb14, Gb20, Gb12).

Bei exakter Akupressurdiagnostik zeigt sich in der Regel, dass insbesondere die Akupunkturpunkte des Dickdarmmeridians Di7 bis Di12 und des Lungenmeridians Lu6 druckschmerzhaft sind. Ist dies der Fall, liegt ein Quadrantenschmerz vor, der auf eine Reizung dieser wichtigen Abschnitte des Dickdarmmeridians zurückzuführen ist. Bei entsprechend lang andauernder Leidensgeschichte mit einem vielfältigen Muster an Diagnosen ist schließlich die operative Freilegung der Akupunkturpunkte des oberen Quadrantenschmerzes bzw. die chirurgische Quadrantenschmerz-Intervention empfehlenswert.

Typische (Fehl)Diagnosen bei Quadrantenschmerz an der oberen Extremität

- „Frozen shoulder"
- „Halswirbelsäulensyndrom"
- „Hinterkopfschmerz"
- „Impingement der Schulter"
- „Myogelosen im Bereich der Schulterblätter"
- „Rezidivierende Sehnenscheidenentzündung der Unterarme"
- „Schulter-Arm-Syndrom"
- „Vermuteter Bandscheibenschaden im Bereich der Hals- oder Brustwirbelsäule"
- „Verspannter Rücken"

Akupressurdiagnostik der unteren Quadranten

Für die Akupressurdiagnostik der unteren Quadranten sind vor allem die Akupunkturpunkte des Nierenmeridians von Bedeutung. Bei tiefsitzenden Rückenschmerzen, Schmerzen im Bereich der Hüfte, des Oberschenkels, bei Knieschmerzen, Schmerzen der Achillessehne, der Ferse und des Vorfußes ist meist der Nierenmeridian gestört – in manchen Fällen auch der Blasen- und Gallenblasenmeridian, da Querverbindungen bestehen (Verschaltung von Leber-, Milz-Pankreas- und Nierenmeridian). Der Untersucher beginnt meist mit der Überprüfung eines Schmerzes bei Druck auf den Vorfuß und Druck auf den Fußrücken bzw. die Zwischenräume des Mittelfußes.

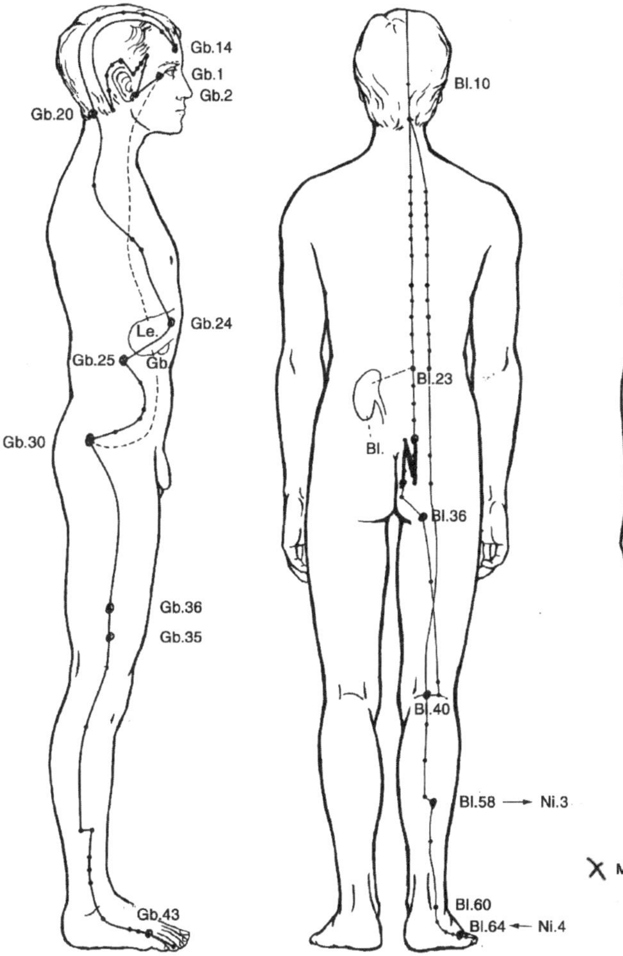

Akupressurdiagnostik der unteren Quadranten: Meridiane mit den wichtigsten Akupunkturpunkten: Gallenblasen-Meridian (Gb.), Blasen-Meridian (Bl.), Nieren-Meridian (Ni.), Milz-Pankreas-Meridian (MP6)

- Der Nierenmeridian (Ni.) beginnt mit dem Akupunkturpunkt Ni1 auf der Sohlenseite des Vorfußes. Bei Störung an diesem Punkt ist gelegentlich eine verhornte hartnäckige Dornwarze nachweisbar.
- Der Akupunkturpunkt Ni2 ist nur selten druckschmerzhaft, häufiger sind allerdings die Akupunkturpunkte des Nierenmeridians Ni3, Ni4, Ni5, Ni6, Ni7 und Ni8 sowie des Milz-Pankreas-Meridians MP6 betroffen. Sind diese Punkte gestört, liegt eine Fibromyalgie des rechten oder linken unteren Quadranten vor. Über die Verschaltung von MP6 kann der Lebermeridian (Le.) gereizt sein. Ein gleichseitiger Leistenschmerz, der eine Leistenhernie vortäuscht („Fußballerleiste"), kann dann vorliegen.
- Der Milz-Pankreas-Meridian (MP) kann bei einer Störung zu Reizdarm-Beschwerden beitragen. Tatsächlich leiden 30 bis 40 Prozent der Fibromyalgie-Patienten an einem Reizdarm-Syndrom.
- Querverbindungen von und zum Blasenmeridian (Bl.) führen zu dessen Störung, die sich als Schmerz in der Kniekehle bemerkbar machen kann: die Akupunkturpunkte Bl38, Bl39 und Bl40 sowie Bl36 (Sitzfalte) sind dann druckschmerzhaft. Betroffene Patienten geben an, sie hätten beim Sitzen das Gefühl, als ob sie auf einem tennisballgroßen „Eisklumpen" säßen. Darüber hinaus können auch Schmerzen im Bereich des Kreuzbeins (Iliosakralgelenk oder Iliosakralfuge) an den Akupunkturpunkten Bl27 bis Bl34 nachweisbar sein, die sich als tief sitzender Rückenschmerz äußern. Tatsächlich leiden viele Fibromyalgie-Patienten auch an wiederkehrenden Blasenbeschwerden (interstitielle Zystitis). Die Reizung des Blasenmeridians kann sich nach rückwärts bis zu seinem Ausgangspunkt am inneren Augenwinkel ausbreiten und begleitende Kopfschmerzen, Nackenschmerzen, Schmerzen zwischen den Schulterblättern und im Bereich der Nacken-Schulter-Muskulatur verursachen.
- Sehr oft ist gleichzeitig der Gallenblasenmeridian (Gb.) gereizt. Man findet dann einen deutlichen Vorfußdruckschmerz. Ein Druckschmerz im Bereich der Akupunkturpunkte Gb35, Gb36 und Gb37 wird seltener festgestellt. Häufiger sind dagegen die Punkte Gb32 und Gb33 druckschmerzhaft. Bei Schmerzen in der Hüftgegend oder über dem Rollhügel am Oberschenkel (Trochanter) ist Gb30 druckempfindlich.

Die über den Gallenblasenmeridian geleiteten Schmerzen können in Folge einer Überkreuzung mit dem Dickdarmmeridian (Di.) im Schulterbereich

(Fossa supraclavicularis) die bei gleichzeitig gestörtem Dickdarmmeridian verursachten Schmerzen verstärken oder bei nicht gestörtem Dickdarmmeridian Nacken-Hinterkopf-Schmerz auslösen. Nieren-, Blasen- und Gallenblasenmeridian sind über den Dickdarmmeridian verschaltet, wodurch sich ein oberer Quadrantenschmerz auch auf den unteren Quadranten der gleichen Seite ausdehnen kann.

Über diese Verschaltung wird aus dem oberen Quadrantenschmerz ein Halbseitenschmerz, der auch den unteren Quadranten der gleichen Seite erfasst – und aus dem unteren Quadrantenschmerz wird ein Halbseitenschmerz, der gleichzeitig den oberen Quadranten der gleichen Seite erfassen kann.

Der mit Hilfe der Akupressur diagnostizierte Quadranten- bzw. Halbseitenschmerz ist nur dann als Entscheidungskriterium für eine chirurgische Quadrantenschmerz-Intervention an der unteren Extremität zugelassen, wenn die konventionellen Untersuchungsverfahren (insbesondere die bildgebenden Verfahren und rheumatologischen Laboruntersuchungen) durchgeführt worden sind und keine Auffälligkeiten erbracht haben.

Unnötige Operationen vermeiden!

Es ist nicht in jedem Fall nachvollziehbar, dass 30- bis 40-jährige Patienten auf Grund langjährig bestehender Schmerzen ein künstliches Hüft- oder Kniegelenk erhalten, nur weil die Schmerzen ausschließlich als „abnutzungsbedingt" (degenerativ, arthrotisch) aufgefasst werden.

Umfassende ganzheitliche Diagnostik

Der gut und umfassend ausgebildete Arzt wird eine weiterführende Untersuchung veranlassen. Dazu gehören die chirurgische und die orthopädische Untersuchung, etwa im Bereich der Hände und Füße, sowie die gesamte handchirurgische Diagnostik. Auch die Ergebnisse der neurologischen Diagnostik sollten vor der Entscheidung für eine chirurgische Quadrantenschmerz-Intervention vorliegen. Darüber hinaus wird der entsprechend ausgebildete Arzt auch die Meridiane und ihre Akupunkturpunkte abtasten.

Zur Überraschung vieler Fibromyalgie-Patienten werden bestimmte Punkte und Körperregionen als ganz besonders druckschmerzhaft empfunden – Stellen, an die sonst keiner gedacht hat und die niemals zuvor untersucht worden sind, von deren Schmerzhaftigkeit die Betroffenen bislang nichts wussten.

Besonders zweckdienlich ist die Beachtung von Seitenunterschieden bei diagnostischen Untersuchungen. Fibromyalgie-Patienten wird dadurch bewusst gemacht, dass nicht jeder Punkt gleich schmerzhaft sein muss, dass eine unterschiedliche Druckschmerzhaftigkeit bestehen kann und bestehen muss. Darüber hinaus weisen Seitenunterschiede der erhöhten Druckschmerzhaftigkeit auch auf die bestmögliche chirurgische Quadrantenschmerz-Intervention hin.

Else – Wege zur Schmerzfreiheit

„Herr Doktor, Sie müssen mir helfen, ich halte diese Schmerzen nicht mehr aus!" Dramatisch schildert Else, eine 58-jährige Körndlbäuerin aus dem Burgenland ihre Beschwerden. Sie klagt über linksseitige Gesichtsschmerzen, die bereits vor zehn Jahren begonnen hatten. „Die Schmerzen beginnen am linken Jochbogen und ziehen bis zum Hirn. Ich halte das Hirnweh nicht länger aus! Der Neurologe meinte, es sei eine Trigeminusneuralgie. Ich glaube es nicht, weil das Hirnweh *im* Kopf ist und nicht *am* Kopf." Die weitere Befragung ergab noch zahlreiche andere Symptome: Schluckbeschwerden bei steifem Hals, rote Augen, raue heisere Stimme sowie Schmerzen beim Schlucken und Sprechen.

Die Patientin hatte beide Schwiegereltern bis zu deren Tod gepflegt und seitdem Schmerzen in der Schulter, der Hand und dem Arm gehabt. Eine Zeitlang konnte sie wegen der Schmerzen kaum das Essbesteck halten. Else ging auch nicht mehr spazieren, weil das rechte Bein schmerzte und der Fuß nicht mehr aufgesetzt oder abgerollt werden konnte. Ihr Hausarzt hatte ihr aus diesem Grund ein Fersenkissen verordnet.

Seit 1993 war die Patientin immer wieder im Krankenhaus behandelt worden. Man vermutete beispielsweise, dass die Schmerzen durch Schäden an der Wirbelsäule ausgelöst würden. 1997 wurden eine vereiterte Kiefer-und Stirnhöhle erfolgreich ausgeräumt. Und der Hausarzt hatte in seinem Krankenblatt folgende Diagnosen notiert: Trigeminusneuralgie, zervikogener Kopfschmerz sowie Zustand nach Operation wegen Sinusitis maxillaris links.

Die Diagnostik mit Hilfe der Akupressurtechnik ergab eine Fibromyalgie aller Quadranten, im linken oberen Quadranten stärker als rechts unten. Die erneute HNO-Untersuchung führte jedoch zu keinen neuen Erkenntnissen. Ich operierte Else anschließend am linken oberen Quadranten. Alle Beschwerden der linken Schulter, des linken Armes und der linken Hand verschwanden nach der Quadrantenschmerz-Intervention – nur die Gesichtsschmerzen blieben hartnäckig. Eine wiederholte HNO-Untersuchung bei jetzt eindeutig lokalisierbaren Schmerzen war schließlich erfolgreich: Im Kernspintogramm der Schädelbasis war ein Eiterherd sichtbar. Alter zäher, ledriger Eiter wurde operativ entfernt. Else verkündete nach der Operation: „Jetzt glauben mir alle, dass ich irrsinnige Schmerzen aushalten musste."
Nach Jahren unendlicher Schmerzfolter konnte Else endlich wirksam geholfen werden: Die Fibromyalgie-Beschwerden und der Eiterherd, der den Kopfschmerz verursacht hatte, waren beseitigt.

Fibromyalgie-Stadien und Quadrantenschmerz

Die Ergebnisse von akupressurdiagnostischen Untersuchungen bei hunderten von Fibromyalgie-Patienten haben gezeigt, dass ein typisches Ausbreitungsmuster von Quadrantenschmerzen immer wieder nachgewiesen werden kann: Die Fibromyalgie beginnt an einem Quadranten, breitet sich dann spiegelbildlich auf den Nachbarquadranten der anderen Seite oder auch auf den Quadranten der gleichen Seite aus und schließlich können alle Quadranten betroffen sein. Die Fibromyalgie kann auf Grund dieser Beobachtungen in unterschiedliche Stadien eingeteilt werden.

Quadrantenschmerz-Stadien der Fibromyalgie

- **Stadium I** – ein Quadrant ist betroffen
- **Stadium IIa** – ein Quadrant plus ein Nachbarquadrant sind betroffen (Sonderfall: Halbseitenschmerz)
- **Stadium IIb** – ein Quadrant plus zwei Nachbarquadranten sind betroffen
- **Stadium III** – alle vier Quadranten sind betroffen

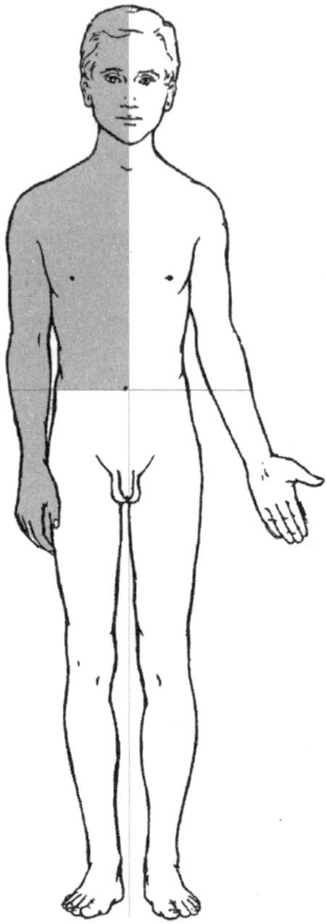

Quadrantenschmerz Stadium I (ein oberer Quadrant): Isolierter Quadrantenschmerz wie bei complex regional pain syndrome (CRPS) [Beispiel für vom rechten oberen Quadranten ausgehende Schmerzen]

Es ist durchaus bemerkenswert, dass insbesondere das Stadium I des fibromyalgischen Quadrantenschmerzes große Ähnlichkeiten mit dem so genannten myofaszialen Schmerzsyndrom und dem *Complex Regional Pain Syndrome* (CPRS) einer Extremität aufweist. Bei Fibromyalgie-Patienten können sowohl druckschmerzhafte Triggerpunkte vorliegen, die für das myofasziale Schmerzsyndrom kennzeichnend sind, als auch Tenderpoints, die beim myofaszialen Schmerzsyndrom nicht vorliegen, sondern nur bei der Fibromyalgie.

Die Schmerzsymptome der Fibromyalgie beginnen in der Regel in einem Quadranten und breiten sich im weiteren Verlauf über die Nachbarquadranten aus, bis sie am Ende alle Quadranten erfasst haben.

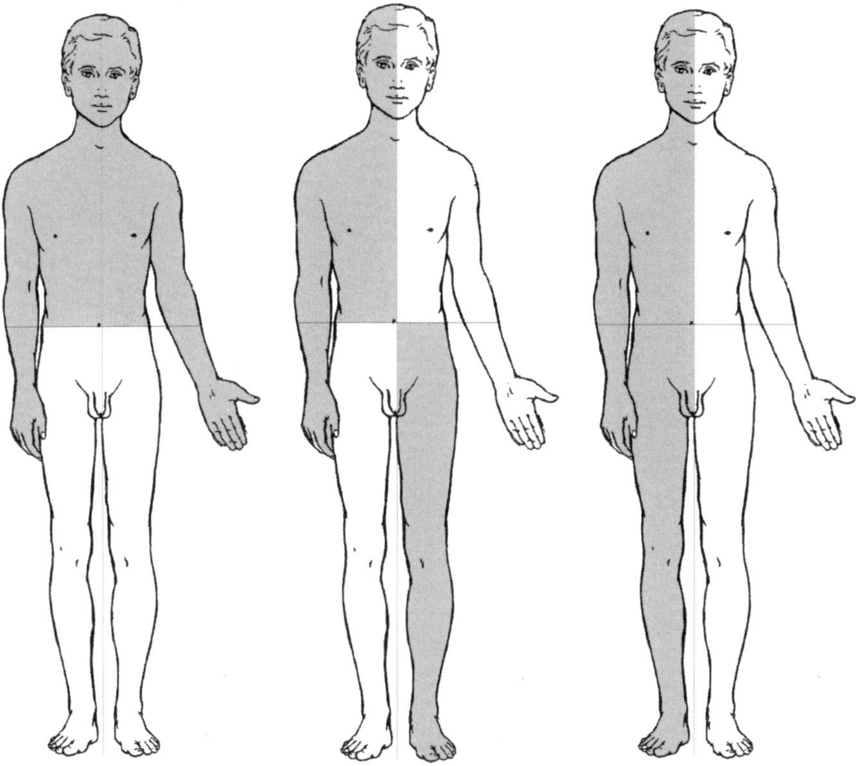

Quadrantenschmerz Stadium II: Stadium IIa (beide oberen Quadranten), Stadium IIa Sonderfall („Schmerz über die Diagonale"), Stadium IIa Sonderfall („Halbseitenschmerz") [Beispiel für vom rechten oberen Quadranten ausgehende Schmerzen]

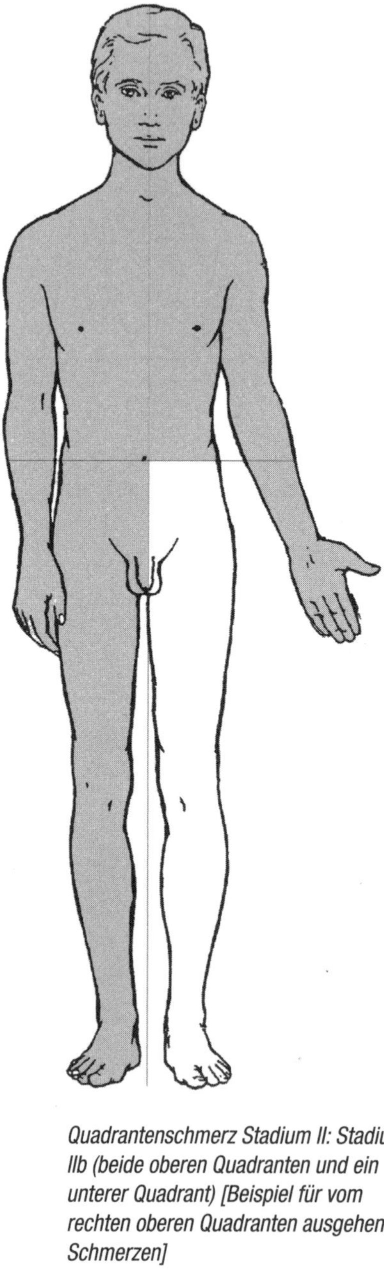

Quadrantenschmerz Stadium II: Stadium IIb (beide oberen Quadranten und ein unterer Quadrant) [Beispiel für vom rechten oberen Quadranten ausgehende Schmerzen]

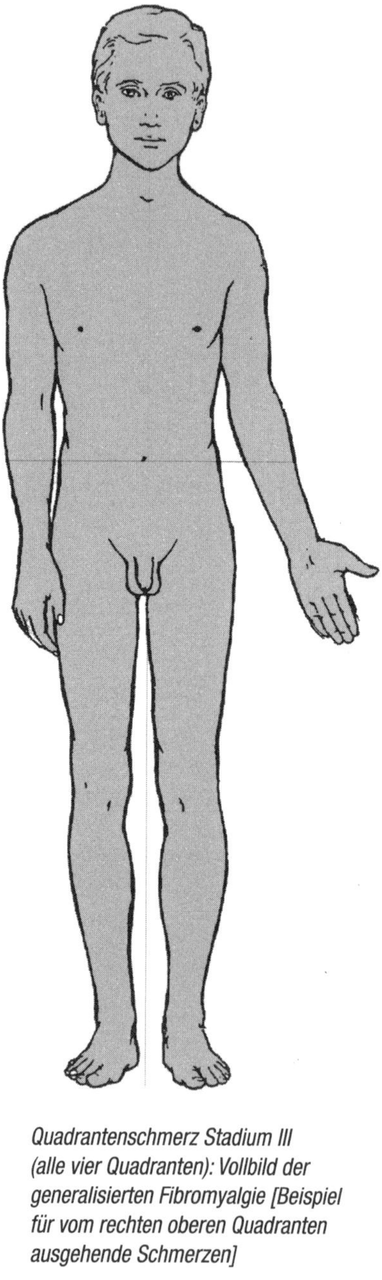

Quadrantenschmerz Stadium III (alle vier Quadranten): Vollbild der generalisierten Fibromyalgie [Beispiel für vom rechten oberen Quadranten ausgehende Schmerzen]

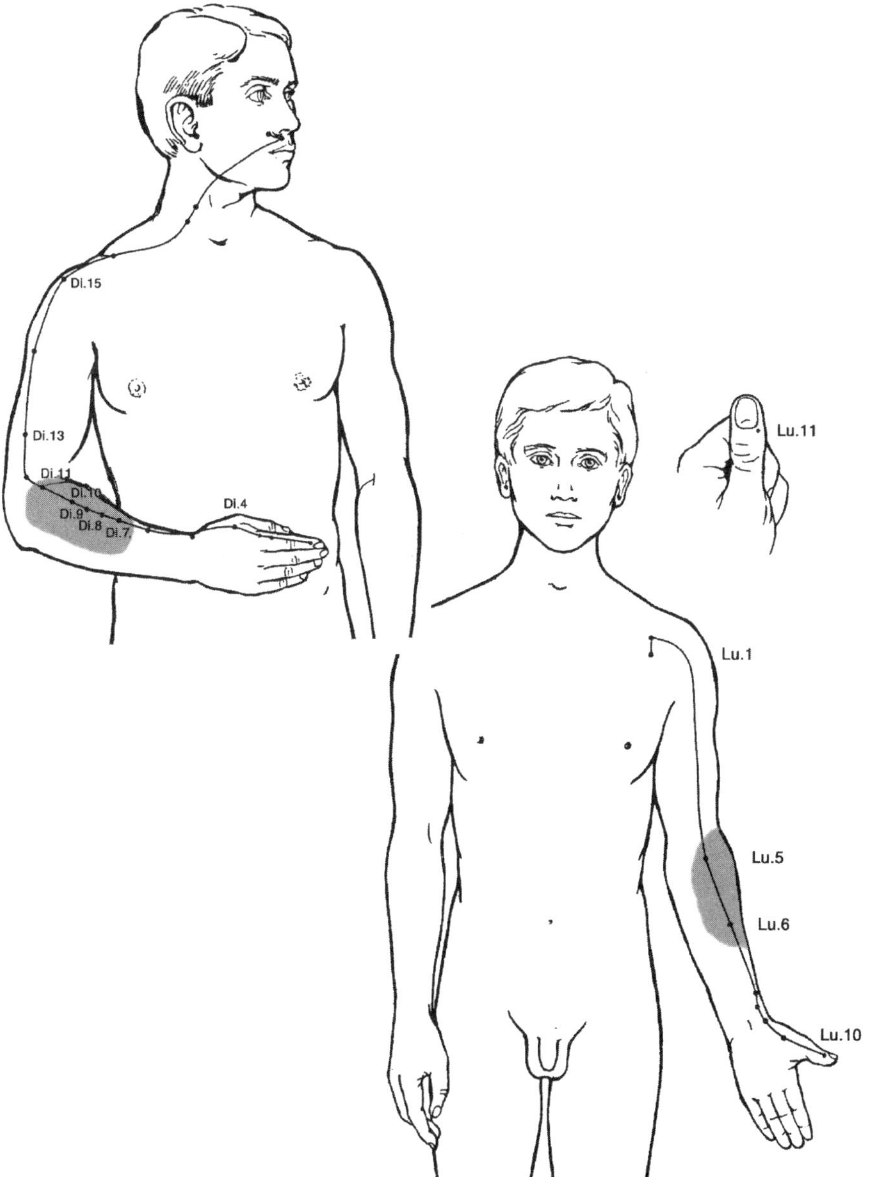

Schaltzentrum des Quadrantenschmerzes der oberen Körperhälfte mit den wichtigsten Akupunkturpunkten (Di.: Dickdarmmeridian; Lu.: Lungenmeridian)

Chirurgische Quadrantenschmerz-Intervention

In den vorherigen Abschnitten haben Sie Einiges erfahren über Akupunkturpunktlöcher, und dass diese verkleben können. An dieser Stelle möchte ich Sie mit allem Wissenswertem zur chirurgischen Quadrantenschmerz-Intervention vertraut machen.

Sie werden sich jetzt vielleicht fragen, ob nicht über 300 Schnitte nötig sind, um verklebte Akupunkturpunktlöcher zu korrigieren – dies ist keineswegs nötig! Es hat sich vielmehr gezeigt, dass dies deshalb nicht erforderlich ist, da für jeden Quadranten des Körpers eine Art „Schaltzentrum" bzw. eine „Schaltstelle" mit besonderem Bezug zum Quadrantenschmerz existiert.

Es gibt demnach Regionen des Körpers, die anatomisch definiert werden können, wo wichtige Akupunkturpunkte so eng beieinander liegen, dass nur ein Schnitt gemacht werden muss: Mit einem einzigen chirurgischen Schnitt können im Schaltzentrum der oberen bzw. im Schaltzentrum der unteren Quadranten verklebte Akupunkturpunktlöcher korrigiert werden.

Diese Vorgehensweise ist durch die Erfahrungen mit der Akupressurdiagnostik bei vielen hundert Patienten begründet: Die Druckprüfung der Akupunkturpunkte bei der überwiegenden Mehrheit der Patienten ergab, dass fast immer die gleichen Akupunkturpunkte druckempfindlich sind bzw. eine Druckschmerzhaftigkeit von Tenderpoints besteht.

- Schaltzentrum für die beiden oberen Quadranten: Bei chronischem Schmerz im Bereich der oberen Quadranten sind bevorzugt Akupunkturpunkte des Dickdarm- (Di.) und des Lungenmeridians (Lu.) betroffen.
- Schaltzentrum für die beiden unteren Quadranten: Bei chronischem Schmerz im Bereich der unteren Quadranten sind bevorzugt Akupunkturpunkte des Nierenmeridians (Ni.) betroffen.

Ausgehend von den Ergebnissen der Akupressurdiagnostik kann entschieden werden, welche Schaltzentren durch eine chirurgische Quadrantenschmerz-Intervention mit Erfolg behandelt werden können. Es ist jedoch keineswegs erforderlich, dass bei allen Fibromyalgie-Patienten alle Schaltzentren operiert werden müssten: Etwa vier Fünftel der bisher operativ behandelten Fibromyalgie-Patienten benötigten nur eine chirurgische Quadrantenschmerz-Intervention an nur einem oberen Quadranten, die übrigen Patienten sind an beiden oberen Quadranten operativ behandelt worden, um die

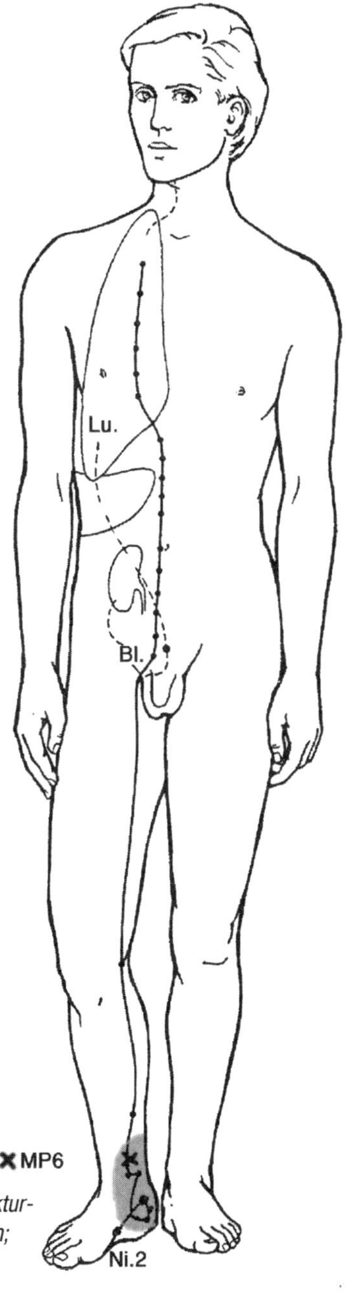

Schaltzentrum des Quadrantenschmerzes der unteren Körperhälfte mit den wichtigsten Akupunkturpunkten (Ni.: Nierenmeridian; Lu.: Lungenmeridian; Bl.: Blasenmeridian; MP: Milz-Pankreas-Meridian)

Fibromyalgie-Beschwerden zu beseitigen. Eine erfolgreiche Quadrantenschmerz-Intervention auf einer Seite führt in den meisten Fällen dazu, dass auch die Beschwerden auf der Gegenseite verschwinden.

Regine – mein Glückstag

Ich heiße Regine Marquardt und möchte über einen operativen Eingriff zur Behandlung einer Fibromyalgie berichten. Als Fibromyalgie-Betroffene und „austherapierte" Patientin erzähle ich von meinen Erfahrungen mit dieser neuen Operationsmethode.

Fast 20 Jahre lang habe ich qualvoll unter der Ignoranz, Inkompetenz oder Unwilligkeit zahlreicher Ärzte gelitten. Ich war am Ende, wollte nicht mehr leben, und der letzte Schritt zum Sterben war nicht mehr weit. Durch einen glücklichen Zufall erfuhr ich von Herrn Professor Bauer in München und seiner neuen Operationsmethode, der Quadrantenschmerz-Intervention. Dies war meine Rettung – und es könnte auch die Rettung vieler anderer verzweifelter Fibromyalgie-Patienten sein.

Ich entschloss mich, nach München zu fahren, mich untersuchen und möglicherweise auch operieren zu lassen. Ich brauchte dringend Hilfe, denn ich hatte Schmerzen am ganzen Körper, am schlimmsten waren die Herz- und Brustschmerzen. Die unerträglichen Schmerzen an den unteren Extremitäten, den Beinen, Füßen und Fersen sowie in Hüften, Knie, großer Zehe und den Leisten waren manchmal so groß, dass ich mich nicht fortbewegen konnte. Meine Hände hatten keine Kraft mehr. Ich konnte nichts greifen, keine Schraubverschlüsse öffnen, und meine beiden Daumen fühlten sich an, als würden sie mit Messern aus den Gelenken geschält – sehr, sehr schmerzhaft! Meine Augen waren auch in Mitleidenschaft gezogen: Ich hatte den so genannten „Tunnelblick" und sehr häufig Flimmern vor den Augen. Darüber hinaus litt ich an heftigen Kopfschmerzen und Ohrenschmerzen. Der ganze Körper war von Kopf bis Fuß ein einziger brennender, stechender Schmerz.

Im September 2001 wurde ich untersucht und am am linken Ellbogen operiert – ein kleiner Schnitt mit großer Wirkung!! – Mein Glückstag!! Von da an ging es mehr und mehr bergauf, immer ein klein wenig besser: Meine Herzschmerzen waren wie weg geblasen, ebenso die Schmerzen in der Brust, mein Blähbauch und meine Darmbeschwerden verschwanden, die Leisten taten mir nicht mehr weh, der Kopfschmerz war weg, mein Sehvermögen hatte sich wieder völlig normalisiert, Nacken, Arme, Hände,

Daumen waren wieder beweglich und nahezu schmerzfrei, die Reizblase kaum mehr vorhanden, und ich konnte wieder fast ungestört schlafen.
Chronische Müdigkeit und Abgeschlagenheit verflogen und ich gewann deutlich mehr Antrieb und Unternehmungslust für meine Lebensaktivitäten. Seit neuestem sind auch meine Beine und Füße schmerzfrei: Ich kann wieder richtig laufen! Jeden Morgen, wenn ich erwache, denke ich an meinen Glückstag und die Operation, die mich geheilt und mir das Leben einer glücklichen, lebensbejahenden Frau zurückgegeben hat. Ich bin jetzt fast sechzig Jahre alt und die Krankheit Fibromyalgie hat mir die schönsten Jahre meines Lebens gestohlen. Aber das Wichtigste ist: Mein Mann kann mich wieder in die Arme nehmen.

Indikation zur Operation

Wenn der Patient lange, das heißt jahre- oder jahrzehntelang bestehende Beschwerden und chronische Schmerzen hat, wenn alle anderen bisherigen therapeutischen Maßnahmen erschöpft sind und nichts gebracht haben, ist die operative Vorgehensweise nicht zu umgehen. Bei der Operationsindikationsstellung muss man den Ausgangspunkt im Auge behalten. Je nachdem welcher Quadrant, wie viele Quadranten befallen sind, ob ein Quadrant mehr weh tut als der andere Quadrant oder ob alle Quadranten gleich weh tun, ist die Operationsindikation abzustimmen.

Operations-Indikation Schaltzentrum obere Quadranten
Bei Fibromyalgie-Patienten, die etwa Schulter-Nacken-Schmerz, ein Schulter-Arm-Syndrom (frozen shoulder), Kopfschmerzen, Handgelenksschmerzen oder Muskelschwäche (beim Greifen, Nähen, Waschen, Bügeln) aufweisen, werden mit dem Daumen die entsprechenden Akupunkturpunkte auf dem Dickdarmmeridian und Lungenmeridian gedrückt.

Die Indikation zur oberen Quadrantenschmerz-Intervention wird empfohlen, wenn sich folgende Punkte als erheblich druckschmerzhaft erweisen:

- Dickdarmmeridian: Di4, Di7, Di8, Di9, Di10, Di11 und Di13.
- Lungenmeridian: Lu6.

Als Diagnose wird ein „beginnendes Fibromyalgiesyndrom der oberen Extremität“ angenommen.

Operations-Indikation Schaltzentrum untere Quadranten
Die Indikation zur unteren Quadrantenschmerz-Intervention wird empfohlen, wenn sich folgende Punkte als erheblich druckschmerzhaft erweisen:

- Nierenmeridian: Ni2, Ni3, Ni4, Ni5, Ni6, Ni7, Ni8, Ni9.
- Milz-Pankreas-Meridian: MP6.
- Gallenblasenmeridian: Gb31, Gb37, Gb39.
- Blasenmeridian: Bl38, Bl39, Bl27 bis Bl31.

Andere druckschmerzhafte Akupunkturpunkte werden als zusätzliche Bestätigung der Quadrantenschmerz-Intervention gewertet:

Wenn sechs Akupunkturpunkte des Nierenmeridians, der Milz-Pankreas-Punkt MP6 und noch ein Blasen- oder Gallenblasenpunkt druckschmerzhaft sind, die Schmerzen mindestens bereits drei Monate vorlagen und alle Möglichkeiten der konventionellen Medizin ausgeschöpft sind, wird den Patienten die operative Freilegung der Gefäßnervenbündel im Bereich der Innenseite des Innenknöchels empfohlen.

Der operative Eingriff

Ein durch Akupressur diagnostizierter Quadrantenschmerz bzw. Halbseitenschmerz kann nur dann als Kriterium zur Operation zu Grunde gelegt werden, wenn konventionelle Untersuchungsverfahren, insbesondere bildgebende Verfahren (Röntgen, Ultraschall, Computer-, Kernspintomographie) und rheumatologische Laboruntersuchungen durchgeführt worden sind und keine Besonderheiten bzw. krankhaften Befunde erbracht haben. Wenn konventionell behandelt werden kann, dient die Akupressurdiagnostik nur der Diagnosestellung.

Bei operierten Patienten besteht eine gute Chance, dass sie von ihren Beschwerden befreit werden können. Der Patient muss demnach nicht mit den (angeblich) nicht behandelbaren Schmerzen leben. Die Fibromyalgie gilt in der konventionellen Medizin als unheilbare Erkrankung. Die Akupressurdiagnostik hat den Zugang zu einer möglicherweise kausalen Behandlung eröffnet. Eine Heilung der Fibromyalgie mit Hilfe der Quadrantenschmerz-Intervention ist möglich.

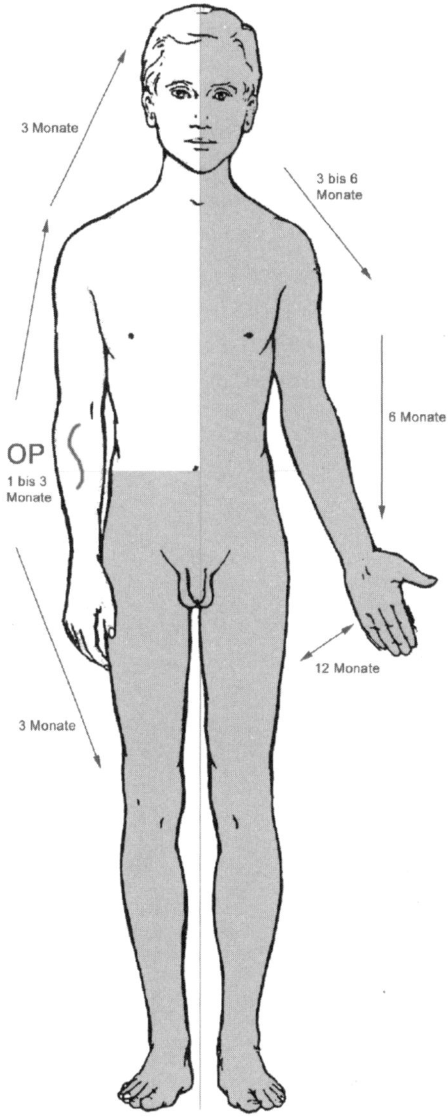

Zeitlicher Verlauf der Wirkung einer chirurgischen Quadrantenschmerz-Intervention am Beispiel des Schaltzentrums der oberen Quadranten. Die Abbildung zeigt die Ausbreitung der Schmerzfreiheit (Pfeile) am Beispiel einer Operation (OP) am rechten oberen Quadranten.

Birgit – Schmerzen ade!

Birgit Franke, eine Frau Anfang 40, steht mitten im Leben und versucht seit Jahren die schwierige Gratwanderung, Familie und Beruf in Einklang zu bringen – ein Schicksal, das sie mit vielen Frauen teilt. Der Stress ist gewaltig, und ihre chronischen Beschwerden sind vielfältig: Schmerzen im ganzen Körper, Ohrensausen, Schluckbeschwerden, Herzjagen und Herzflattern, Übelkeit, die Hände fühlen sich an wie gelähmt, und der Dauerschmerz im Nacken blockiert jede Kopfbewegung.
Vor der ersten Untersuchung schickte sie mir eine Skizze: Sie hatte ein „Schmerzensmännchen" in Vorder- und Rückansicht gezeichnet, die schmerzenden Körperbereiche schwarz ausgemalt und weitere Beschwerden handschriftlich eingetragen.

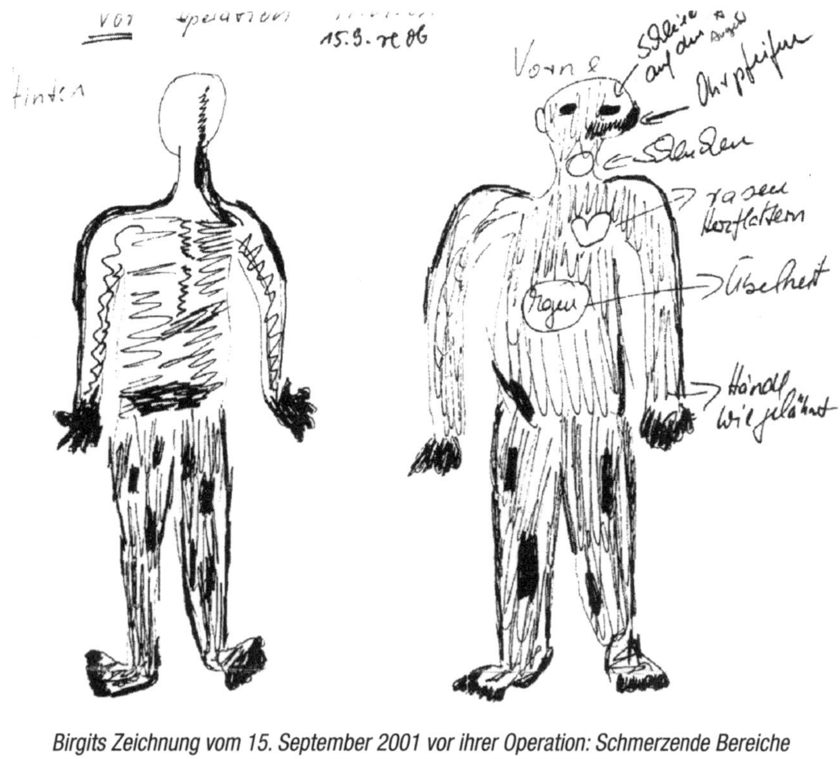

Birgits Zeichnung vom 15. September 2001 vor ihrer Operation: Schmerzende Bereiche sind schwarz ausgemalt, weitere Beschwerden handschriftlich eingetragen.

Auf Grund der rechts betonten Anamnese und rechts betonter Beschwerden wurde eine operative Quadrantenschmerz-Intervention am rechten oberen Quadranten durchgeführt (am 15. September). Vier Monate später, am 15. Januar 2002, schickte mir Birgit eine weitere Zeichnung: Die Skizze zeigt einen schmerzfreien Oberkörper. Rechtsseitiger Dauerschmerz im Nacken-Schulter-Bereich, tief sitzende Rückenschmerzen, Schmerzen in der rechten Seite sowie Schmerzen in beiden Beinen (rechts stärker als links) sind allerdings noch geblieben.

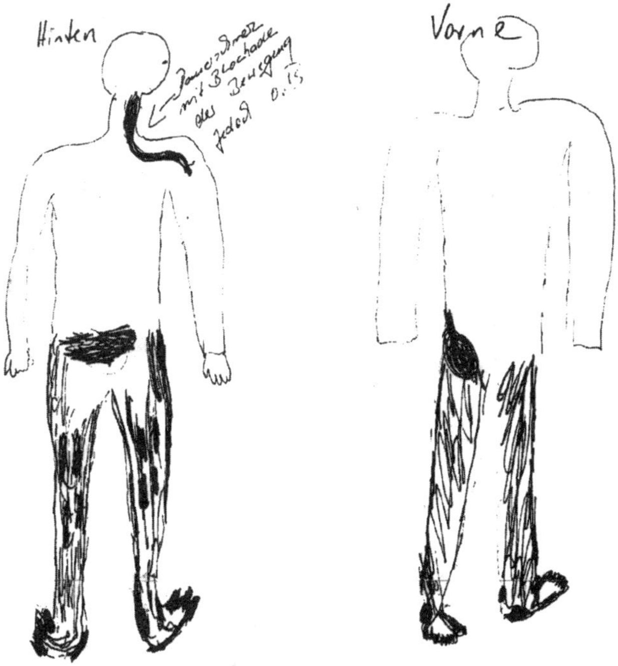

Birgits Zeichnung vom 15. Januar 2002: Der Oberkörper ist mit Ausnahme des Nacken-Schulter-Bereichs schmerzfrei, Schmerzen im Unterkörper und den Beinen sind geblieben.

Und Birgit fragt mich: „Was muss nun operiert werden? Arm oder Bein?“ Ich antworte noch am gleichen Tag: „Operation am rechten Bein.“ Am 2. Februar 2002 wird die zweite Quadrantenschmerz-Intervention am rechten Innenknöchel durchgeführt, und knapp zwei Monate später, am 29. April 2002, schickt mir Birgit die dritte Zeichnung mit dem „Schmerzensmännchen“.

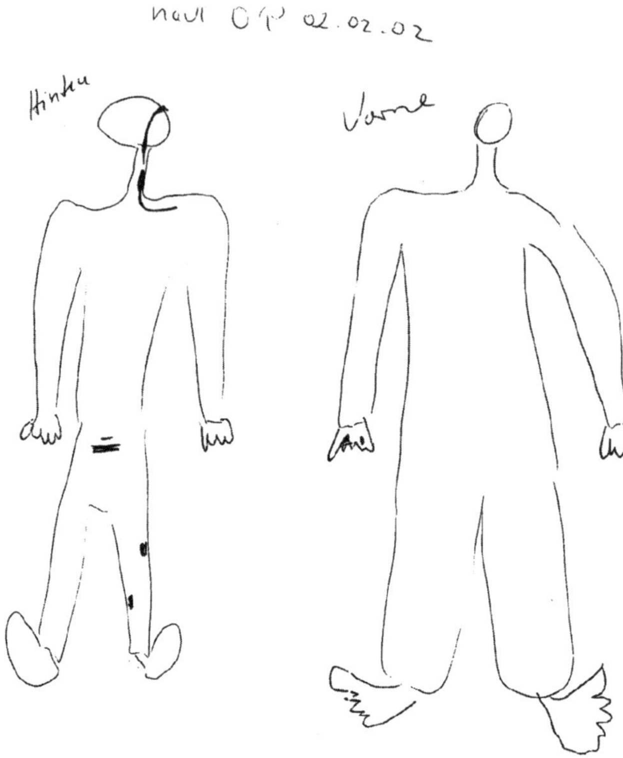

Birgits Zeichnung vom 29. April 2002 nach der zweiten Quadrantenschmerz-Intervention: Bis auf den Nackenbereich sind die Schmerzen im ganzen Körper verschwunden.

Birgit schreibt mir: „Bis auf ein paar Stiche ab und an im Nacken und in den Beinen geht es mir gut. Viele Grüße. Birgit Franke." Nach sieben Monaten und mit Hilfe zweier gelungener Operationen ist die Fibromyalgie-Patientin beschwerdefrei geworden und geblieben – Schmerzen ade, Birgit ist geheilt.

Operation Schaltzentrum obere Quadranten

Der Patient liegt auf dem Rücken, und der Arm ist beweglich ausgelegt. Von der Mitte des Oberarms bis zum Handgelenk wird die Haut steril abgewaschen. Zunächst wird der seitliche Gelenkknorren (lateraler Epikondylus) bei gebeugtem Arm getastet.

Vom Epicondylus lateralis wird, um die für den oberen Quadrantenschmerz wichtigen Punkte darzustellen, nach körperfern (distal) ein acht Zentimeter langer S-förmiger Hautschnitt so geführt, dass die Faszien bzw. Aponeurosenperforationen von den Akupunkturpunkten Di10 und Di11 sowie Lu5 und Lu6 stumpf freigelegt werden können. Die Gefäß-Nerven-Bündel werden in die Tiefe verfolgt, um eine einengende Frohse-Arkade oder Henry-Schlinge anzuheben und einzuschneiden (Inzision). Anschließend werden die Muskeläste des Nervus radialis dargestellt, die rückläufig die Faszie bzw. Aponeurose in den Akupunkturpunkten perforieren (Di7). Die Gefäß-Nerven-Bündel werden sorgfältig präpariert und die zugehörigen Perforationen geweitet oder inzidiert.

Die Schnittränder der Faszie bzw. der Aponeurose werden mit resorbierbarem Nahtmaterial adaptiert. Haut und Unterhaut werden mit fortlaufender Intrakutannaht verschlossen.

Die Extremität wird dann in einem Watteverband 24 Stunden lang ruhig gestellt. Aktive Bewegungsübungen können bereits am ersten Tag nach der

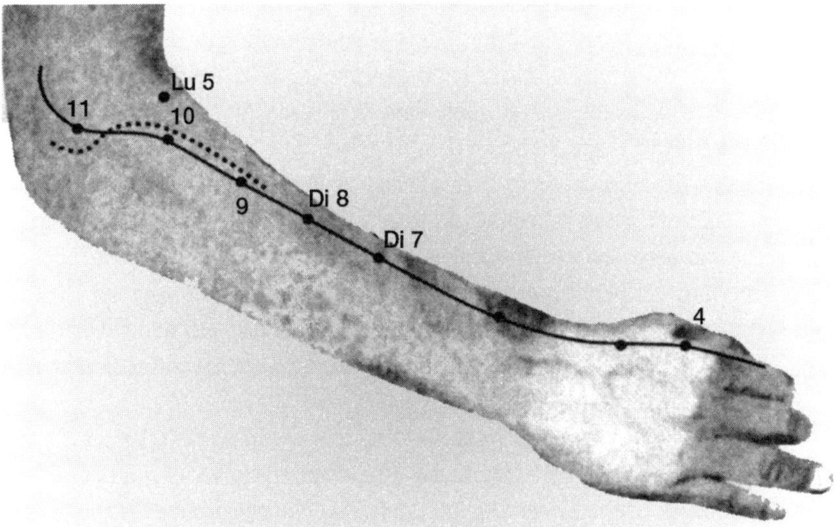

Verlauf des Dickdarmmeridians am Unterarm (durchgehende Linie): Dickdarmpunkte Di7, Di8, Di9, Di10 und Di11 sowie zusätzlich der Punkt Lu5 des Lungenmeridians. Die Führung des Hautschnitts ist durch die gepunktete Linie markiert.

Operation durchgeführt werden. Die resorbierbaren Fäden haben sich nach etwa 24 Tagen aufgelöst, und Knoten fallen ab. Nicht resorbierbare Fäden werden manuell entfernt.

Operation Schaltzentrum untere Quadranten

Der Patient liegt auf dem Rücken, der Oberkörper ist leicht angewinkelt. Über eine Infusion wird ein leichtes Beruhigungsmittel zugeführt, der Patient ist jedoch voll ansprechbar. Die zu operierende untere Extremität wird so gelagert, dass sich das Bein in leichter Außenrotation befindet. Ein Lagerungskissen unterstützt die Kniekehle, sodass der Unterschenkel frei beweglich und in leichter Außenrotation auf dem Operationstisch liegt. Nach Desinfektion der Haut wird eine so genannte Intumeszenzanästhesie gelegt, die etwa im Übergang vorn mittleren zum unteren Drittel des Unterschenkels liegt. Dazu werden 20 Milliliter einer Lösung eines lokalen Betäubungsmittels benutzt. Anschließend wird die untere Extremitiät von der Mitte der Wade nach unten chirurgisch desinfiziert, die Ferse und die Zehen werden besonders gründlich abgewaschen. Die untere Extremität wird steril so abgedeckt, dass sie frei beweglich bleibt.

Es wird ein L-förmiger Schnitt angelegt, nachdem präoperativ die besonders schmerzhaften Druckpunkte (Akupunkturpunkte des Nierenmeridians und der Milz-Pankreas-Akupunkturpunkt MP6) angezeichnet wurden. Die Schnittführung ist so gewählt, dass sie die gedachten Meridianlinien überkreuzt und nicht in Richtung des Meridians oder parallel zu ihm liegt. Die Wunde wird durch einen Haltespreizer geweitet. Bei vorsichtiger Weitung fließt in der Regel kein Blut (die untere Extremität wird aus Gründen der Thromboseprophylaxe im Gegensatz zur oberen Extremität weder in Blutleere noch in Blutsperre operiert). Anschließend wird mit stumpfer Pinzette und stumpfer Klemme (Pean) mit äußerster Sorgfalt präpariert. Oberflächliche, varikös erweiterte Venen werden vorsichtig gefasst, durchtrennt und abgebunden (ligiert).

Es gelingt auf diesem Wege, in die Tiefe der Weichteile bis zur Unterschenkelfaszie vorzudringen. In der Regel werden ein bis zwei Gefäßnervenbündel gefunden, die dem Akupunkturpunkt Ni4 entsprechen. Man beklopft mit der Präparierpinzette die Faszie. In der Regel federt sie nicht nur beim Gesunden, sondern sie ist starr wie Pergamentpapier. Die Faszie wird eingeschnitten, und die Schnittflächen werden vorsichtig geweitet (körperwärts bis zum Erreichen des MP6, körperfern in Richtung der Oberkante des Fersenbeins). Bei der vorsichtigen Präparation muss besonders darauf geachtet werden, dass das sichtbar dominierende Gefäßnervenbündel (Nervus tibialis, Arteria tibialis posterior, Venae comitantes) unversehrt bleibt.

An diesem Gefäßnervenbündel entlang wird nun nach Abgängen von Nervenästen gesucht, die in der Regel von feinen Gefäßen (Arterie und Vene) begleitet werden. Es zeigt sich, dass ein solcher Abgang in Höhe von MP6 liegt. Er muss sorgfältig dargestellt werden, und an keiner Stelle sollten einengende Faszienkanten oder Lücken zurückbleiben. Das gleiche Vorgehen gilt an der inneren (ventralen) Seite des großen Gefäßnervenbündels.

An der rückwärtigen (dorsalen) Seite ist besonderes Augenmerk auf einen frühen Abgang eines Nervenastes (R. calcanei medialis) zu richten, weil dieser Ast, dort, wo er die Oberkante des Fersenbeines erreicht, mit dem Akupunkturpunkt Ni5 identisch ist. Gleichzeitig muss in Richtung Achillessehne vorgegangen werden. In der Regel liegt, auf halbem Wege zwischen MP6 und Höhe des Innenknöchels, ein feines Gefäßnervenbündel, das anatomisch nicht benannt ist. Es entspricht dem Akupunkturpunkt Ni4 und zieht als Gefäßnervenbündel zwischen Achillessehne und Beugemuskeln (Flexorengruppe) des Unterschenkels auf die Außenseite des Unterschenkels – eine Verbindung, die in der Akupunktur als Querverbindung zwischen Nierenmeridian und Blasenmeridian bekannt und anatomisch weiter zu erforschen ist.

Wenn alle Abgänge dargestellt und ihre Durchtrittsstellen geweitet bzw. durch Faszieneinschnitte entlastet werden, sind alle wichtigen, das Krankheitsbild der Fibromyalgie an der unteren Extremität auslösenden Akupunkturpunkte korrigiert, und ihre Störfunktion ist beseitigt. Punktförmige Blutungen, die gelegentlich auftreten können, werden vorsichtig mit der bipolaren Pinzette gestillt.

Anatomisch sind auf diese Weise die Akupunkturpunkte MP6, Ni9, Ni8, Ni7, Ni3, Ni4, Ni5 und Ni6 von körpernah (proximal) nach körperfern (distal) freigelegt worden. Gerade diese anatomischen Gegebenheiten weisen auf die Richtigkeit und Übereinstimmung der nur beschreibenden Lehre der traditionellen chinesischen Medizin mit der wissenschaftlichen Methode der makroskopischen Anatomie hin – ein gutes Beispiel dafür, dass beide Anschauungsweisen gleichberechtigt gültig sind: wissenschaftliche Anatomie und jahrtausendealtes chinesisches Heilwissen.

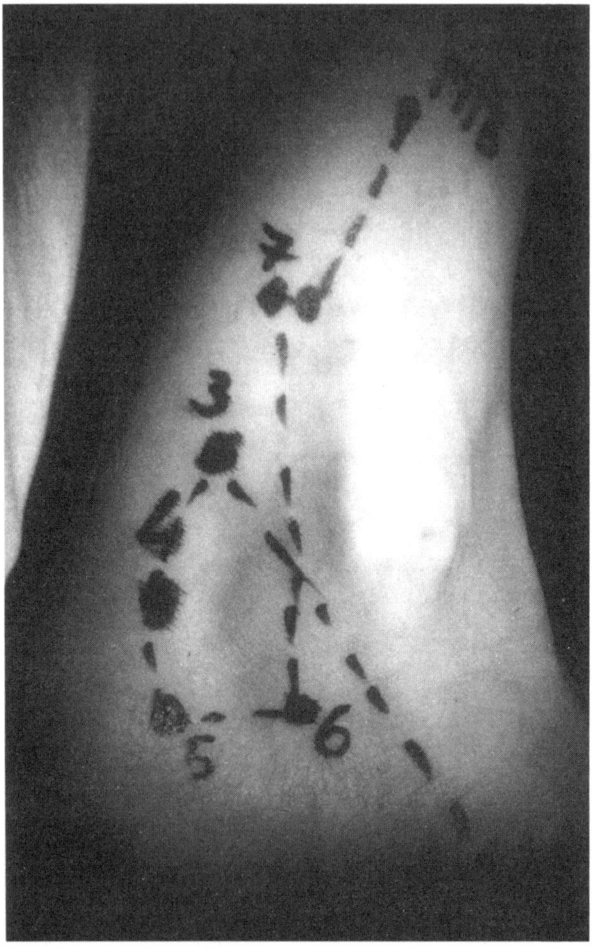

Linker Innenknöchel mit den angezeichneten Akupunkturpunkten des Nierenmeridians

Am Ende der Operation wird nochmals sorgfältig jeder Blutpunkt koaguliert und die Wunde bespült. Der Wundverschluss erfolgt durch Einzelknopfhautnaht. Anschließend werden ein steriler Watteverband und eine halbelastische Binde ohne Kompression angelegt. Auf einen Gipsverband wird bewusst verzichtet. Eine Teilbelastung der Extremität ist ab dem Operationstag erlaubt.

Eine Thromboseprophylaxe ist während dieser Phase angebracht – auch bei Patienten, die sehr aktiv und sportlich sind. Verbandswechsel erfolgen am ersten Tag nach Operation, dann in zwei- bis dreitägigen Abständen. Erst nach dem 14. Tag sollten die Fäden gezogen werden.

Am ersten Tag nach der Operation ist eine leichte Blutung aus der Wunde normal. Starke Blutungen sind bislang niemals beobachtet worden. Sollten im weiteren Heilungsverlauf einzelne Fäden an ihren Durchtrittsstellen durch die Haut Rötungen aufweisen, ist die beginnende Entzündung mit lokalen Alkoholumschlägen zu bekämpfen. Gleichzeitig empfiehlt sich die Gabe eines Breitband-Antibiotikums für fünf Tage.

Erst nachdem die Fäden gezogen sind, darf der Patient den Fuß waschen und die Fußbelastung steigern. Am Ende der dritten Woche sollte der operierte Fuß belastet und abgerollt werden können. Innerhalb der vierten Woche lernt der Patient, wieder gleichmäßig zu gehen.

Marianne – eine gelungene Operation

Mein Name ist Marianne Schmidt-Engel. Heute ist endlich der Tag der Operation gekommen. Nie hätte ich gedacht, dass ich mich auf eine Operation so freuen, ja, sie so sehnlichst herbei wünschen würde.

Um 4. 00 Uhr morgens fahre ich von zu Hause ab. Kurz vor 9. 00 Uhr erreiche ich München und fahre von dort aus noch ein paar Stationen mit der S-Bahn. Anhand des Stadtplanes finde ich sehr schnell den Weg zur Arztpraxis, in der die Operation stattfinden soll. Anschließend spaziere ich zu der Pension, wo ich eine Nacht verbringen werde. Dort treffe ich Leidensgenossinen. An Gesprächsstoff fehlt es uns nicht, und es zeigt sich, dass wir alle der Operation sehnsüchtig, hoffnungsvoll und äußerst gespannt entgegensehen. Ich bin zuerst dran und treffe gegen 14. 00 Uhr in der Praxis ein.

Um 14. 30 Uhr ist es dann so weit. Nachdem ich Schuhe und Pullover ausgezogen habe, strecke ich mich auf dem Operationstisch aus. Eine Knierolle ermöglicht entspannte Lagerung. Am rechten Arm wird ein venöser Zugang gelegt und für leicht schläfrig machende Medikation mit Kochsalzlösung offen gehalten. Ich möchte aber keine Beruhigungsmittel, da ich weder aufgeregt noch verspannt bin. Der linke zu operierende Arm wird nun durch Leitungsanästhesie schmerzfrei gemacht. Nachdem die Einstichstelle auf der Innenseite des Oberarmes durch eine kleine Injektion leicht betäubt wurde, wird das Anästhetikum über den Katheter eingebracht. Durch eine auf die Schulter geklebte Elektrode mit Stromzufuhr kann die Injektion in die verschiedenen Nervenäste genau kontrolliert werden.

Es ist faszinierend, die unterschiedlichen Reaktionen der Hand und der Finger zu beobachten, über die man absolut keine Kontrolle mehr hat. Vor der Plexus-Anästhesie hatte ich am meisten Angst, aber ich bin angenehm überrascht. Durch die Betäubung der Einstichstelle erscheint mir die ganze Prozedur sehr erträglich.

Nun wird das Blut durch eine von den Fingerspitzen in Richtung Oberarm stramm gewickelte Gummibinde aus der Hand gepresst, bevor durch die Staumanschette am Oberarm die größtmögliche Blutleere erreicht wird. Ich betrachte meinen Arm und habe das Gefühl, dass er gar nicht mehr zu mir gehört – er ist schneeweiß, fast wie Schneewittchens Haut. Nach der Behandlung meines Armes mit Sprühdesinfektion verschwindet er aus meinem Gesichtsfeld, sterile Tücher versperren nun die Sicht. Der Operateur, Herr Professor Bauer, und die OP-Schwester sind inzwischen in steriler Kluft, die „Hauptdarstellung“ beginnt.

Im Operationsraum herrscht eine angenehme, entspannte und beinahe familiäre Atmosphäre. Da ich nicht betäubt bin, ist eine ganz normale Unterhaltung während der Operation möglich. Ich hatte mich vorher mit dem Ablauf der Operation weitgehend vertraut gemacht und kann den Fortschritt verfolgen. Berührung, Zug und Druck sind durchaus spürbar, obwohl der Schmerz ausgeschaltet ist. Das Angebot, bei Bedarf Anästhetikum nachgespritzt zu bekommen, nehme ich im Laufe der Operation an, als der Eingriff in die Tiefe geht und etwas unangenehmer wird. Den vorgeschlagenen Dämmerschlaf lehne ich trotzdem ab.

„Das ist ja heller Wahnsinn“ höre ich Herrn Professor Bauer irgendwann sagen. Dies bestätigt mir, dass diese Operation durchaus ihre Berechtigung hat und ich nicht grundlos nach München gekommen bin. Die Operateure arbeiten mit ganzem Einsatz, da die Blutleere im Arm nicht länger als nötig andauern sollte.

Nun spüre ich schon, wie kleine Blutgefäße verschweißt, die Intrakutannaht geschlossen und plötzlich ein Kribbeln in der ganzen Hand fühlbar wird. Es kommt wieder Leben hinein. Die Staumannschette wird geöffnet, und das Blut strömt durch Arm und Hand – Schneewittchen ade! Mein Arm wird schließlich verbunden. Die Operation ist beendet. Da mein Kreislauf mir noch nie einen Streich gespielt hat, kann ich die Liege nach der Operation problemlos verlassen. Trotzdem gönne ich mir noch eine „Verschnaufpause“, trinke einen Schluck Wasser und esse eine Kleinigkeit. Ich bin überrascht und erfreut, dass Herr Professor Bauer sich noch zu einem Nachgespräch zu mir setzt. Inzwischen hat sich die

Anästhesie verflüchtigt, und Wundschmerz stellt sich ein. Ich nehme eine Schmerztablette und versuche, so gut es geht, mit der nicht operierten Hand klar zu kommen. Am nächsten Tag um 9. 00 Uhr stelle ich mich meinem Operateur in der Praxis wieder vor. Der erste Verbandswechsel erfolgt. Die Wunde sieht gut aus und wird nur noch mit einem Pflaster abgedeckt. Für die Heimfahrt bekomme ich einen Polster-Schutzverband, den ich zu Hause entfernen darf. Einige Anweisungen zur Mobilisierung des operierten Armes erfolgen, ich erhalte meinen Operationsbericht und bin dann entlassen. Nach jahrelangen quälenden Schmerzen und kontinuierlichem Schlafentzug ist man zu hohem Einsatz bereit – sowohl was kurzzeitige zusätzliche Schmerzen, Risiken als auch den finanziellen Aufwand angeht. Ich kann heute verstehen, dass derart geplagte Menschen möglicherweise zu dubiosen Mitteln greifen oder auf Scharlatane hereinfallen – mit der Hoffnung auf Hilfe, Heilung und Unterbrechung des zermürbenden Teufelskreises chronischer Schmerzen. Deshalb bin ich froh, dass sich hier eine Möglichkeit der Hilfe eröffnet hat, und ich bin sehr zuversichtlich, dass sich der gewünschte Erfolg einstellen wird.

Ergebnisse der chirurgischen Quadrantenschmerz-Intervention

Der Akupressurdiagnostik hatten sich bis zum Ende des Jahres 2000 mehr als 1100 Patienten unterzogen. Insgesamt sind bis zu diesem Zeitpunkt 627 Patienten operiert worden. Davon konnten 401 Patienten nachuntersucht werden. Nachfolgend werden die Ergebnisse der im Zeitraum 1990 bis 2000 mit der chirurgischen Quadrantenschmerz-Intervention behandelten Patienten vorgestellt.

Charakteristika der behandelten Patienten

In der Mehrzahl sind Frauen behandelt worden: 132 Patienten waren männlich und 268 weiblich. Das Durchschnittsalter der Patienten betrug etwa 45 Jahre. Der jüngste männliche Patient war 21 Jahre bzw. der älteste männliche Patient 84 Jahre alt. Die jüngste weibliche Patientin war 18 Jahre bzw. die älteste weibliche Patientin 91 Jahre alt.

Bei einem Drittel (34,4%) aller Patienten war der rechte obere Quadrant und bei etwa einem Viertel (26,9%) der linke obere Quadrant betroffen. 18,5 Prozent der Patienten litten an vom rechten unteren Quadranten bzw. 19,2

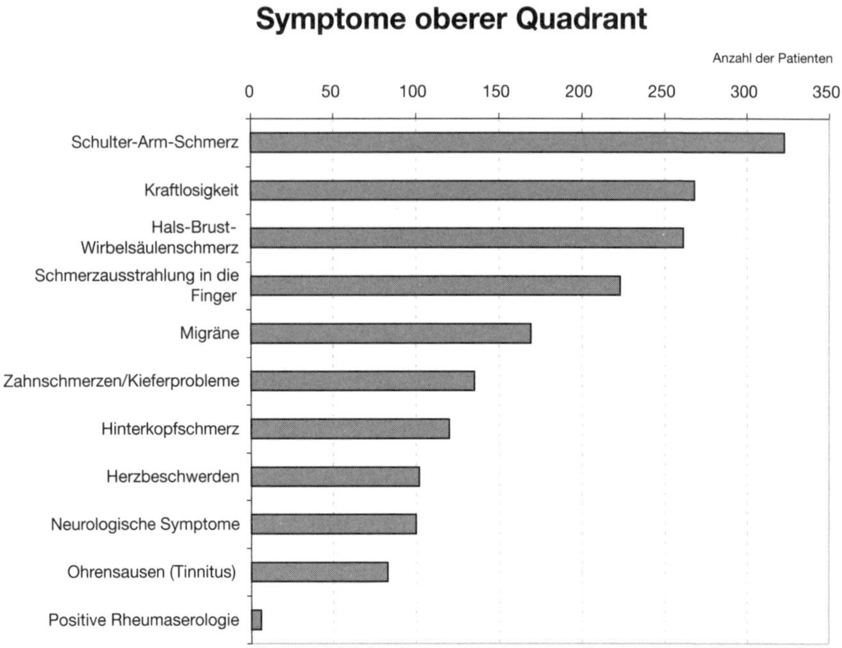

Die häufigsten vom oberen Quadranten ausgehenden Symptome bei Patienten, die sich einer chirurgischen Quadrantenschmerz-Intervention unterzogen

Prozent der Patienten an vom linken unteren Quadranten ausgehenden Beschwerden. Bei 20 Patienten waren zwei Quadranten betroffen, überwiegend der rechte obere Quadrant zusätzlich.

Die Fibromyalgie-Patienten hatten bis zu 25 Jahre lang vor der Operation an Beschwerden gelitten, durchschnittlich etwa siebeneinhalb Jahre. Mehr als die Hälfte der Patienten war Rechtshänder.

- Am häufigsten waren die folgenden vom oberen Quadranten ausgehenden Beschwerden von den Patienten, die sich einer Quadrantenschmerz-Intervention unterzogen, angegeben worden: Schulter- bzw. Armschmerzen, Kraftlosigkeit in den Händen bzw. der Muskulatur, Hals bzw. Brustwirbelsäulenschmerzen, Schmerzausstrahlung in die Finger sowie Migräne.
- Am häufigsten waren die folgenden vom unteren Quadranten ausgehenden Beschwerden von den Patienten, die sich einer Quadrantenschmerz-

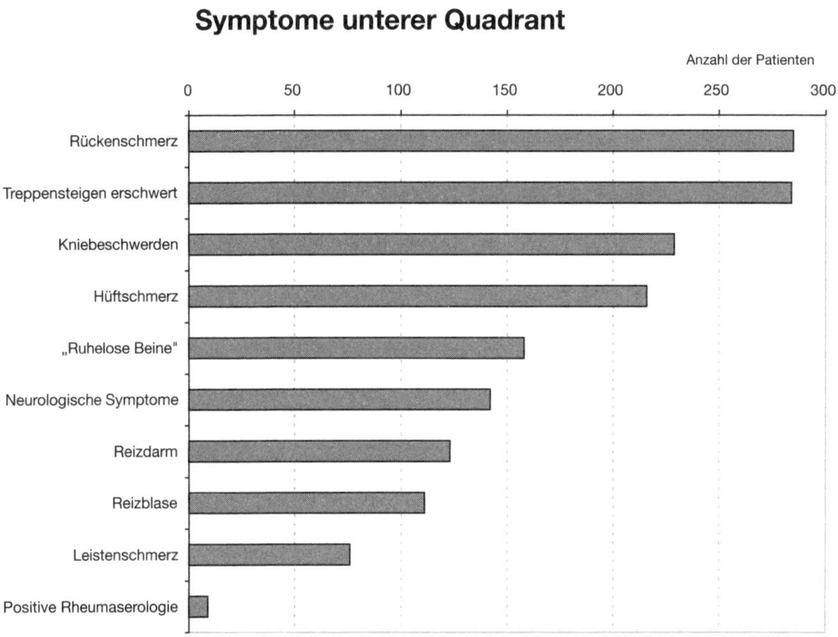

Die häufigsten vom unteren Quadranten ausgehenden Symptome bei Patienten, die sich einer chirurgischen Quadrantenschmerz-Intervention unterzogen

Intervention unterzogen, angegeben worden: Rückenschmerzen, Probleme beim Treppensteigen, Kniebeschwerden, Hüftschmerzen sowie „ruhelose Beine" (Restless-Legs-Syndrom).

Bei den wegen Fibromyalgie operierten Patienten zeigte sich durchgehend, dass sie einen entsprechenden Quadrantenschmerz entweder zum Zeitpunkt der Untersuchung oder bereits zu Beginn der Erkrankung aufgewiesen hatten. Bei zwei Dritteln der Patienten (64,3%) war die Diagnose Fibromyalgie von den vorbehandelnden Ärzten nicht gestellt worden. Und nur bei einem Patient konnten noch andere Behandlungsmöglichkeiten in Betracht gezogen werden – bei 395 Patienten waren alle konventionelle Behandlungsmöglichkeiten erfolglos geblieben bzw. die Patienten waren therapeutisch „ausgereizt", fünf Patienten hatten keine Angaben gemacht.

Postoperativer Verlauf und Operationsergebnisse
Die beschriebenen Operationen der chirurgischen Quadrantenschmerz-Intervention führten bei Patienten, die an fibromyalgischen Beschwerden der oberen bzw. unteren Extremität sowie an tiefsitzendem Rückenschmerz litten, zu einer bleibenden Beseitigung des Schmerzsyndroms mit einer Wahrscheinlichkeit von mehr als neunzig Prozent. Die vorgelegten Befunde und operativen Ergebnisse erklären erstmals eine weit verbreitete Form chronischer Schmerzen (Schulter-, Arm-, Kopf-, Brust-, tiefsitzende Rückenschmerzen, Hüft- und Kniebeschwerden), die auf Grund exakter anatomischer Lokalisation der zugehörigen Akupunkturpunkte operativ zugänglich sind.

- Postoperativer Verlauf nach chirurgischer Quadrantenschmerz-Intervention. Bei 281 operierten Patienten (70,1 %) trat bereits nach zwei Wochen eine erste Besserung der Beschwerden ein. Bei 109 Patienten (27,2 %) besserten sich die Beschwerden nach vier Wochen und bei neun Patienten (2,2 %) nach sechs Wochen.

Postoperativer Verlauf bei 401 Patienten (1990–2000)

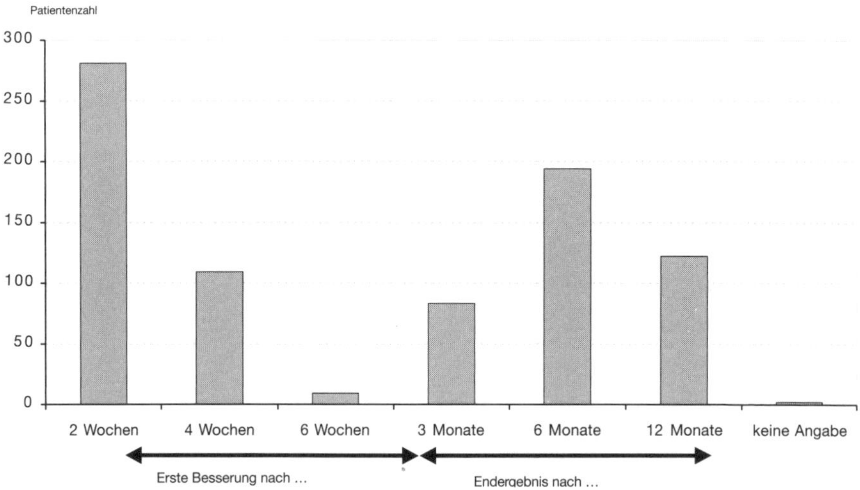

Bei drei Viertel der operierten Fibromyalgie-Patienten war eine erste Besserung der Schmerzen bereits zwei Wochen nach dem Eingriff nachweisbar, die Mehrheit der Patienten erreichte die Beschwerdefreiheit (Endergebnis) nach etwa sechs Monaten

- Operationsergebnisse. Das Endergebnis nach chirurgischer Quadrantenschmerz-Intervention erreichten 83 Patienten (20,7 %) nach drei Monaten, 194 Patienten (48,4 %) nach sechs Monaten und 122 Patienten (30,4 %) nach einem Jahr. Zwei Drittel (66,1 %) der operativ behandelten Fibromyalgie-Patienten berichteten über eine vollständige Beschwerdefreiheit und 89 Patienten (22,2 %) über eine deutliche Besserung der Beschwerden. Bei 43 Patienten (10,7 %) blieb ein Behandlungserfolg aus. Insgesamt profitierten etwa neunzig Prozent der Fibromyalgie-Patienten von einer Therapie mit der chirurgischen Quadrantenschmerz-Intervention. In keinem Fall kam es zu einer Verschlechterung der Beschwerden.

Operationsergebnis bei 401 Patienten (1990 – 2000)

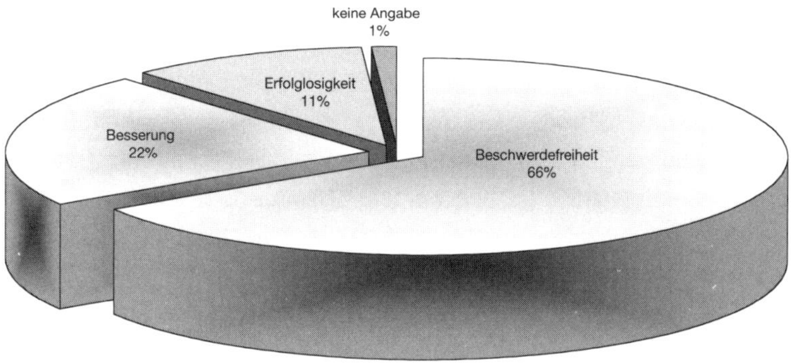

Mehr als vier Fünftel der operierten Fibromyalgie-Patienten waren nach dem Eingriff beschwerdefrei oder fühlten sich deutlich besser, insgesamt etwa 90 Prozent der Patienten profitierten von dem Eingriff.

Gute Ergebnisse mit der chirurgischen Quadrantenschmerz-Intervention

- Etwa neunzig Prozent der während des Zeitraums von 1990 bis 2000 operierten Fibromyalgie-Patienten profitierten von der chirurgischen Quadrantenschmerz-Intervention.
- Die erfolgreich operierten Fibromyalgie-Patienten waren entweder vollkommen beschwerdefrei oder ihre Beschwerden waren deutlich gebessert.
- In keinem Fall kam es zu einer Verschlechterung der Beschwerden.

Die erzielten therapeutischen Erfolge durch chirurgische Quadrantenschmerz-Intervention beweisen den Stellenwert dieser Methode in Bezug auf eine wirksame Hilfe für betroffene Fibromyalgie-Patienten sowie die große Chance auf eine dauerhafte Schmerzfreiheit. Der Erfolg dieser Intervention erklärt auch das Prinzip des fortgeleiteten Schmerzes – Schmerzen, deren zentralnervös vermittelte Wahrnehmung auf einen Körperabschnitt projiziert wird, obwohl dort keine den Schmerz auslösende Ursache zu finden ist. Und dies erklärt auch die hohe Versagerquote von Bandscheibenoperationen, Hüft- und Knieprothesen bei Fibromyalgie-Patienten. Erst bei eindeutig nachgewiesener und zweifelsfrei bestätigter Gelenkabnutzung (Arthrose) durch bildgebende Verfahren darf eine Gelenkersatzoperation durchgeführt werden. Bandscheiben, die nicht einen eindeutigen Vorfall erkennen lassen, sondern nur eine Vorwölbung, dürfen nicht operiert werden.

Vor diesem Hintergrund sind auch langwierige und kostspielige physiotherapeutische Behandlungen, konservative Maßnahmen bis hin zu Kurbehandlungen kritisch zu prüfen. Vor jeder Kurbehandlung wegen Fibromyalgie-Beschwerden sollte eine Akupressurdiagnostik durchgeführt und bei entsprechend gereizten Akupunkturpunkten zur Freilegung und Quadrantenschmerz-Intervention geraten werden. Erst im Anschluss an eine solche Operation sind Rehabilitationsmaßnahmen oder Kurbehandlungen sinnvoll – meist aber nicht mehr erforderlich.

Die hier vorgestellte Akupressurdiagnostik und operative Freilegung der Gefäßnervenbündel an schmerzhaften Akupunkturpunkten widerlegen die meisten herkömmlichen Denkmodelle in Bezug auf den Ursprung und die Behandlung von Fibromyalgie-Beschwerden: Viele chronisch schmerzkranke Patienten werden von ihren Beschwerden dauerhaft befreit, sie sind wieder arbeitsfähig, werden nicht berufs- oder erwerbsunfähig und profitieren von einer dramatisch verbesserten Lebensqualität.

Unter Berücksichtigung der hier geschilderten Zusammenhänge wird durch eine sorgfältige chirurgische Quadrantenschmerz-Intervention mit einer Wahrscheinlichkeit von neunzig Prozent eine vollständige Schmerzbefreiung erreicht. Die Aufklärung der anatomischen Grundlagen der Akupunktur war Voraussetzung für das hier geschilderte chirurgische Vorgehen. Und die hier vorgelegten Befunde eröffnen der Akupunktur bzw. Akupressur zusammen mit der Chirurgie neue Möglichkeiten in der Bekämpfung chronischer Schmerzen.

Helga – ein neues Leben

Mein Name ist Helga Häusler, und ich möchte über meinen langen Leidensweg als Fibromyalgie-Patientin und von meinen Erfahrungen mit einer neuen Operationsmethode berichten: der Quadrantenschmerz-Intervention. Mit diesem Bericht möchte ich auch anderen Menschen, die ebenfalls mit chronischen Schmerzen leben müssen, Hoffnung auf wirksame Hilfe geben.

Im Jahr 1958 bekam ich an beiden Armen eine Sehnenscheidenentzündung. Nach einer längeren Ruhepause konnte ich wieder zu meiner beruflichen Tätigkeit an der Schreibmaschine zurückkehren, zwischendurch durfte ich andere Arbeiten verrichten. Gegen die schmerzhaften Beschwerden half meist eine Kur mit Moorpackungen, die gut tat, deren Wirkung aber nur eine gewisse Zeit lang anhielt. Vor etwa sieben Jahren traten wieder sehr starke Schmerzen im Schulterbereich auf, und ich konnte die linke Schulter bzw. den linken Arm kaum mehr bewegen. Mit Eispackungen und Ultraschallbestrahlung besserten sich zwar die Schmerzen, aber Bewegungseinschränkungen blieben bzw. traten von Neuem auf. Da sich zur gleichen Zeit Schmerzen im Rücken- und Hüftbereich entwickelt hatten, schlug der Orthopäde eine Akupunktur vor, nachdem mit Spritzen und Massagen nichts mehr zu machen war. Diese Akupunktur war sehr schmerzhaft – was aber der Arzt nicht glaubte! – und sie brachte nichts. Im Gegenteil, dadurch wurde zusätzlich eine Gürtelrose ausgelöst, die vom linken Rückenbereich ausgehend bis in den linken Oberschenkel hinein ausstrahlte. Dass eine Gürtelrose unerträgliche Schmerzen verursachen kann, ist hinreichend bekannt.

Da die Schmerzen im Schulter- und Hüftbereich nicht nachließen, ging ich Anfang 2001 zum Orthopäden, um die Ursache durch Röntgenaufnahmen klären zu lassen. Die Röntgenaufnahmen erbrachten aber keinen Befund, und der Arzt bemerkte, dass ich deshalb auch keine Schmerzen haben dürfte! Ich hatte aber Schmerzen! Im März 2001 lernte ich zufällig und glücklicherweise die OP-Schwester von Professor Bauer kennen. Sie riet mir nach mehreren Gesprächen, mich von Professor Bauer untersuchen zu lassen, der sich mit chronischen Schmerzzuständen auskenne. Darüber hinaus versorgte sie mich mit Informationsmaterial über die Fibromyalgie. Bis dahin hatte ich keine Ahnung, dass es diese Krankheit gibt, aber all die beschriebenen Symptome trafen ja auf mich zu!

Anfang Mai 2001 beschloss ich, mich von Professor Bauer untersuchen zu lassen. Er stellte fest, dass ich an einer Fibromyalgie litt, und bot mir eine operative Behandlung an. Ein Termin wurde vereinbart, und Ende Juli 2001 war es dann soweit. Bereits unmittelbar nach der Quadrantenschmerz-Intervention spürte ich, dass die schmerzhafte Verspannung aus dem Schulterbereich verschwunden war – und sie ist auch bis heute nicht wieder aufgetreten. Ich kann meine Arme ohne Schmerzen heben, und auch die stechenden Schmerzen im Hüftbereich sind verschwunden. Ich bin sehr dankbar dafür, dass ich nach Jahrzehnten mit chronischen Schmerzen jetzt ein fast schmerzfreies, neues Leben leben kann.

Fibromyalgie bewältigen

Mit der Fibromyalgie leben zu müssen bedeutet, dass die betroffenen Patienten ihre Lebensgestaltung neu regeln müsen bzw. dass in vielen Bereichen die Symptome der Erkrankung den Lebensstil und die Lebensqualität beeinflussen. Im Vordergrund stehen alltägliche Probleme, die ein Fibromyalgie-Patient zu bewältigen hat:

- Schmerzen oder Kraftlosigkeit in den Schultern, im Nacken, im Rücken sowie in den Armen und Händen tagsüber.
- Erhöhte Schmerzempfindlichkeit in den Armen, in den Schultern und im Rücken.
- Längere Zeit ruhig zu sitzen kann schwierig oder unmöglich sein.
- Längere Zeit Autofahren kann schwierig oder unmöglich sein.
- Die Bedienung einer Tastatur kann schwierig oder unmöglich sein.
- Die Konzentrationsfähigkeit zur Bewältigung beruflicher und privater Aufgaben kann beeinträchtigt oder unmöglich sein.
- Schreiben mit der Hand kann erschwert sein.
- Gewöhnliche körperliche Bewegungen wie Bücken oder auch Bewegungsübungen können schwierig oder unmöglich sein.
- Gewöhnliche alltägliche Aktivitäten wie Kochen, Putzen und andere Haushaltstätigkeiten können schwierig oder unmöglich sein.
- Freizeitaktivitäten können erschwert oder unmöglich sein.
- Entspannung und Erholung fehlen.
- In schwersten Fällen ist der Patient nicht mehr in der Lage, sich selbst anzuziehen, das Essbesteck zu benutzen und Körperpflege zu betreiben.
- Bewegungsmangel, Übergewicht und Pflegebedürftigkeit können alle Lebensaktivitäten zum Erliegen bringen.

Arbeitsplatz und Haushalt

Für Fibromyalgie-Patienten können selbst die alltäglichsten Aktivitäten eine außergewöhnliche Belastung darstellen. Ausgehend von dieser Erfahrung gewinnt eine Analyse der Arbeitsbedingungen zu Hause und im Beruf besondere Bedeutung:

- Überflüssige Arbeitsabläufe sollten beseitigt werden.
- Monotone Arbeitsabläufe sollten vereinfacht werden.
- Ergonomische Gesichtspunkte sollten in die Gestaltung des täglichen Lebens einfließen und auch am Arbeitsplatz berücksichtigt werden, um Muskeln und Gelenke oder die Konzentrationsfähiglkeit nicht unnötig zu belasten.

Selbstverständlich kann die Fibromyalgie auch zu Schwierigkeiten am Arbeitsplatz beitragen, da die betroffenen Patienten nach außen hin unauffällig wirken. Man sieht ihnen ja ihre Krankheit nicht an! Kollegen und Vorgesetzte reagieren nicht selten rasch mit dem Vorurteil, der Betreffende sei schlichtweg arbeitsscheu und faul. Dies führt häufig zu Mobbing am Arbeitsplatz mit dem Ergebnis, dass der Fibromyalgie-Patient seinen Arbeitsplatz verliert – vergessen Sie nicht, dass auch Tausende Gesunde Tag für Tag in Deutschland an ihrem Arbeitsplatz gemobbt werden. Für Mobbing gibt es viele Vorwände, die nicht nur mit einer vorbestehenden Erkrankung zu tun haben, im Gegenteil – Mobbing ist hochgradig kontraproduktiv und verursacht Hunderte von Millionen Euro Folgekosten, die die Volkswirtschaft schwächen.

Stichwort Mobbing

- Wehren Sie sich!
- Suchen Sie sich Verbündete.
- Beraten Sie sich mit Freunden und Angehörigen, denen Sie vertrauen.
- Lassen Sie sich von einem Arzt krank schreiben.
- Suchen Sie sich einen Anwalt.
- Lassen Sie es auf eine gerichtliche Klärung ankommen, wenn der Arbeitgeber auf stur schaltet.
- Wenn Sie sich nichts haben zu Schulden kommen lassen, lassen Sie sich nicht beirren.
- Akzeptieren Sie keinen Vergleich zu Ihren Ungunsten.
- Ihr Arbeitgeber muss eine Kündigung begründen können. Kann er dies nicht überzeugend, werden Sie gewinnen.

Arbeitsunfähigkeit und Berentung

Auch der Nachweis einer Erwerbs- und Berufsunfähigkeit ist für einen chronisch kranken Fibromyalgie-Patienten nur schwer zu erbringen. Einerseits ist die Erwerbs- bzw. Berufsunfähigkeit juristisch definiert, andererseits sind „messbare" bzw. mit Laborbefunden und bildgebenden Verfahren nachweisbare Krankheitszustände in der Regel nicht zu belegen. Medizinische Gutachter werden dann genauso reagieren wie die Laien am Arbeitsplatz des Fibromyalgie-Patienten: Sie unterstellen dem Betreffenden mit großer Wahrscheinlichkeit, dass er arbeitsscheu oder arbeitsunwillig ist – im schlimmsten Fall, dass er an einer „Rentenneurose" leidet oder gar ein „Rentenbetrüger" ist.

In manchen Fällen kommt es zu grotesken Widersprüchen bei einunddemselben Gutachter: Während sich der Gutachter in Bezug auf die Erwerbs- und Berufsunfähigkeit dahingehend äußert, dass die Anforderungen für das Vorliegen einer solchen nicht erfüllt sind, bejaht er andererseits die Indikation für operative Maßnahmen, etwa eine Bandscheiben-, Hüft- oder Kniegelenkoperation! Es ist wirklich unverständlich und nicht nachvollziehbar, wie der Anspruch auf Berentung geleugnet und gleichzeitig ein kostspieliger operativer Eingriff empfohlen werden kann. Dieser Widerspruch fällt häufig den beurteilenden Gutachtern gar nicht auf – ganz im Gegensatz zum betroffenen Patienten.

Es wäre besser, sich auch in Deutschland am Vorbild der skandinavischen Nachbarn zu orientieren: Dort ist die Fibromyalgie eine rentenbegründende Erkrankung, in Norwegen werden beispielsweise 17 Prozent der Frührentner auf Grund einer Fibromyalgie in den Ruhestand geschickt.

Waltraud – Stigma statt Hilfe

Im Alter von 25 Jahren wurde Waltraud erstmals von schlimmen Schmerzen am ganzen Körper heimgesucht. Vor allem tief sitzende Rückenschmerzen sowie Schmerzen an Nacken, Kopf, Schultern, am linken Arm und rechten Bein traten auf. Der Hausarzt überwies Waltraud in ein Krankenhaus, wo alle notwendigen Laboruntersuchungen, Röntgenaufnahmen und Diagnosemaßnahmen durchgeführt werden sollten. Der Kli-

nikarzt hörte sich die Schilderung der Beschwerden an und entschied, dass Waltraud am ehesten ein „Fall" für die Neurologie sei.
Die Neurologen führten zahlreiche Untersuchungen durch, die jedoch keine krankhaften Befunde ergaben. Am wahrscheinlichsten erschien eine „somatoforme Störung". Da kein Termin für eine psychosomatische Beratung verfügbar war, verbrachte Waltraud fünf Tage mit Warten. Während dieser Zeit nahm sie an Körpergewicht ab. Die Schmerzen waren so stark, dass sie nicht gehen konnte und einen Rollstuhl benutzen musste, den sie wegen der massiven Schwäche ihrer Arme kaum bewegen konnte.
„Ich wurde als depressiv abgestempelt!" sagt Waltraud, und ein junger Arzt erklärte mir, dass ich mir meine Schmerzen nur einbilden würde, „die ganze Krankheit geht vom Kopf aus!" Waltraud sollte viele Tabletten einnehmen, und man erklärte auf ihr Nachfragen, dass es Schmerzmittel seien. Später fand sie heraus, dass es Antidepressiva waren! Eines Morgens brachte ein Pfleger die Medikamente, stellte sie auf dem Tisch mitten im Zimmer ab und forderte Waltraud auf, aufzustehen und die Morgenmedikation am Tisch unter seiner Aufsicht einzunehmen. Sie erklärte, dass die Schmerzen so schwer seien, dass sie diese Aufgabe nicht bewältigen könne, aber der Pfleger beharrte auf seiner Anweisung. Mühselig stand Waltraud auf, ging einige Schritte auf den Tisch zu und stürzte zu Boden. Sie bat den Pfleger um Hilfe, der sie aber nur angrinste und meinte, sie solle sich nicht so anstellen, keiner im Krankenhaus glaube, dass sie Schmerzen habe. Sie rappelte sich unter Schmerzen auf einen Stuhl hoch, schob sich an den Tisch heran und schluckte die Tabletten – eine entwürdigende Situation. Als sie sich, innerlich wütend und verzweifelt, beim Stationsarzt beschwerte, erklärte dieser, man wüßte nun, was sie habe: einen „psychovegetativen Erschöpfungszustand" mit Lumbago. Angeblich hätten Testergebnisse dies gezeigt. Waltraud drehte sich um und verließ auf eigene Verantwortung das Krankenhaus.
Als Waltraud erstmals in meine Sprechstunde kam, waren noch weitere Beschwerden aufgetreten: Das Schriftbild hatte sich verändert. Überkopfarbeiten wie Wäsche aufhängen oder Fensterputzen waren schmerzbedingt nicht mehr möglich. Außerdem litt sie an Blähbauchbeschwerden. Waltraud sagte zu mir mit feuchten Augen: „Was mich am meisten mitnimmt, ist, dass ich meine Kinder nicht mehr hoch nehmen oder tragen kann, und dass meine Umgebung anfängt, mir nicht mehr zu glauben!"
Meine Untersuchung ergab die Diagnose Fibromyalgie. Durch gezielte Befragung erfuhr ich, dass die ersten fehlgedeuteten Schmerzen bei Waltraud im Alter von

13 Jahren aufgetreten waren, beginnend am linken oberen Quadranten. Ich operierte sie am linken Arm. Bereits vier Wochen nach der Quadrantenschmerz-Intervention bemerkte Waltraud eine Besserung in der linken Schulter und im linken Arm, und auch der Blähbauch war verschwunden – fast ein kleines Wunder.

Lebenswelt und Stigma

Es gibt bislang keine ursächliche Therapieform für die Fibromyalgie, und für viele Betroffene bleibt die Fibromyalgie eine unheilbare Erkrankung. In der Regel haben Menschen mit Fibromyalgie nur die Möglichkeit, sich an Empfehlungen zur Bewältigung ihrer Krankheit zu orientieren – Empfehlungen, die auf eine weitgehende Beherrschung der Hauptsymptome Schmerz, Gedächtnis- und Konzentationsstörungen, Erschöpfung und Müdigkeit abzielen sowie Stressfaktoren und akute Fibromyalgieschübe vermeiden helfen sollen.

In einer menschlichen Gemeinschaft, die auf Jugend, Schönheit, Gesundheit und Fitness fixiert ist, haben Krankheit, Alter und Tod keinen Platz – sie werden aus dem Bewusstsein und der Wahrnehmung ausgeblendet, als ob es sie nicht gäbe. Dies ist nicht nur eine Selbsttäuschung, sondern führt auch zur Stigmatisierung kranker, alter und sterbender Menschen – sie sind unbequem und unerwünscht. Wie dumm und sinnlos eine solche Haltung ist, verdeutlichen drei einfache Fakten:

- Jeder Mensch kann erkranken.
- Jeder Mensch altert.
- Jeder Mensch ist sterblich.

Viele kranke Menschen und insbesondere Fibromyalgie-Patienten mit ihrer „unsichtbaren Krankheit“ müssen mit einer solchen weit verbreiteten Ausgrenzung und gängigen Vorurteilen zurechtkommen. Auch Menschen mit Herzinfarkt, Krebs, Bluthochdruck, Schlaganfall und anderen, vor allem psychischen Erkrankungen leiden unter Stigmatisierung und Schuldzuweisungen.

Krankheit und Sterblichkeit haben rein gar nichts mit Schuld zu tun – sie sind schlicht unumstößliche biologische Wahrheiten, die durch keine noch so perfekte existenzielle Absicherung veränderbar oder vermeidbar sind.

In der Vergangenheit wurden Krankheit und Tod als Strafe Gottes angesehen: Krankheit war „Strafe für die Sünden", da der erkrankte Mensch Schuld auf sich geladen hatte. Die gängige Stigmatisierung psychisch Kranker sowie von Fibromyalgie-Patienten beweist, dass sich moderne Industriegesellschaften keineswegs vom Aberglauben früherer Zeiten verabschiedet haben – es gibt ihn noch immer, verborgen hinter der dünnen Fassade einer auf Hochglanz polierten Fantasiewelt des schönen Scheins.

Gesunden Mitmenschen ist kaum bewusst, dass sie die Konfrontation mit der Möglichkeit, selbst zu erkranken, bzw. mit der eigenen Sterblichkeit verdrängen. Jedes Mittel ist recht, um der existenziellen Bedrohung oder der bloßen Vorstellung von Krankheit und Tod aus dem Weg zu gehen. In einer von Jugend- und Leistungswahn besessenen Gesellschaft sind kranke Menschen die Verlierer – wie gesagt, selbst schuld.

Bei der Fibromyalgie kommt zusätzlich das Problem hinzu, dass sie eine „unsichtbare Krankheit" ist. Mitmenschen, Angehörige, Partner und Kollegen können die Schmerzen des Betroffenen nicht erkennen. Niemand kann nachempfinden oder verstehen, wie sehr ein Fibromyalgie-Patient leidet, wie sehr er sich allein gelassen fühlt – allein dem Schmerz und der Ermüdung ausgesetzt. Erklärungsversuche scheitern häufig, da den Betroffenen äußerlich nichts anzumerken ist, was auf ein solches Leiden bzw. auf die angegebenen Beschwerden hinweisen würde. Stattdessen wird den Betroffenen häufig Lüge, Täuschung und Simulation vorgeworfen.

Dieses Miss- und Unverständnis führt dazu, dass der Fibromyalgie-Patient zunehmend in die Isolation gerät und sich bewusst aus dem gesellschaftlichen Leben zurückzieht, um drohende Stigmatisierung und Frustrationen zu vermeiden. Dadurch leidet das Selbstwertgefühl des Patienten – Selbstvorwürfe, Schuldgefühle und Depression können die Folge sein. Man sollte aber auch Verständnis für die Angehörigen und Freunde eines Fibromyalgie-Patienten haben: Es ist schwierig mit einem von chronischen Schmerzen, Müdigkeit und stark verminderter Belastbarkeit geplagten Menschen zusammen zu leben. Sie tun sich schwer, solche Menschen zu ertragen.

Dennoch ist es wichtig, dass Fibromyalgie-Patienten von Menschen, denen sie vertrauen können, unterstützt werden. Auch der Kontakt und die Aktivität in Selbsthilfegruppen schützten vor Isolation, können das Selbstbewusstsein und Selbstwertgefühl stärken, das Leben erträglicher machen.

Sechs Wahrheiten für Fibromyalgie-Patienten

- Ich bin nicht allein.
- Ich bin nicht verrückt.
- Ich habe meine Erkrankung nicht verschuldet.
- Ich leide an einer echten Erkrankung.
- Ich bilde mir meine Schmerzen nicht ein.
- Ich bilde mir meine Krankheit nicht ein.

Verbündete und Helfer erkennen

- Wer glaubt mir?
- Wer hilft mir gegen Ignoranz und Demütigung?

Und es ist eine zusätzliche Tragödie für die Betroffenen, dass insbesondere in der Ärzteschaft noch immer die Ansicht weit verbreitet ist, die Fibromyalgie könnte als „somatoforme Störung" aufgefasst werden – als ob sie „im Kopf beginnen" würde! Die Stigmatisierung durch medizinische Laien ist schon schlimm genug, noch schlimmer ist es allerdings, wenn Ärzte – die es besser wissen müssten – ihre eigene medizinische Stigma-Variante hinzufügen. Wenn die psychosomatische Erklärung und Behandlung der Fibromyalgie nur die mangelnde fachliche Kompetenz verschleiert, werden gut informierte selbstbewusste Patienten mitunter als renitent, undankbar bzw. als unbehandelbar und uneinsichtig abgeurteilt. Andererseits werden Patienten, die sich dem ärztlichen Absolutheitsanspruch fügen und sich selbst aufgeben, nicht selten als hoffnungslos psychisch veränderte Persönlichkeiten geführt.

Luisa – Geschichte einer Heilung

Mein Name ist Luisa Umlauf, ich bin 1946 geboren, lebe in Berlin, bin verheiratet, habe eine Tochter und fünf Katzen. Aufgrund jahrzehntelanger schwerer Schlafstörungen bin ich seit 1994 frühpensioniert, da ich nicht mehr zuverlässig und regelmäßig arbeiten konnte. In meinem Beruf, ich war Lehrerin, kommt es aber sehr auf Zuverlässigkeit und

Regelmäßigkeit an. Eine Kollegin, die von fünf Unterrichtstagen in der Woche an zwei bis drei Tagen unvorhergesehen fehlen kann, ist auf Dauer für das Kollegium nicht tragbar.

Die Schlafstörungen waren nicht die einzigen Beschwerden, wohl aber die subjektiv belastendsten. Seit Ende der 1970er Jahre kamen Rückenschmerzen hinzu, zum Teil mit Krankenhausaufenthalten verbunden, sowie ständig wiederkehrende Verdauungsprobleme und häufige Erkältungen, die sich bis zu asthmatischen Zuständen steigern konnten. Eine Schilderung der jahrzehntelangen Odyssee, ergebnislosen Untersuchungen und Behandlungen sowie Demütigungen durch Ärzte verschiedenster Fachrichtungen, Psychotherapeuten und vor allem durch Amtsärzte würde viele Seiten in Anspruch nehmen.

Dass all meine Symptome zur Fibromyalgie gehören, erfuhr ich erst im Juli 2000, als die Diagnose vom Chefarzt eines Berliner Krankenhauses gestellt wurde. Zu diesem Zeitpunkt hatte ich seit etwa 20 Jahren Schmerzen in den Händen gehabt, in den Beinen aber erst seit etwa einem halben Jahr. In diesen 6 Monaten waren die Schmerzen von den Händen in die Arme gewandert.

Unter dem Stichwort „Fibromyalgie" stieß ich im Internet auf die Seite von Herrn Professor Bauer. Umgehend vereinbarte ich einen Untersuchungstermin. Wie nicht anders zu erwarten, diagnostizierte auch Professor Bauer das Vollbild einer Fibromyalgie. Ende Mai 2001 fand die Operation statt. Professor Bauer wählte den rechten Arm für eine Quadrantenschmerz-Intervention aus.

Ich werde niemals das Gefühl vergessen, als ich aus der Narkose erwachte und die rechte Hand und der rechte Arm schmerzfrei waren. In diesem Moment merkte ich, wie sehr ich mich bereits an die chronischen Schmerzen gewöhnt und mich damit abgefunden hatte. Plötzlich hatte ich das Gefühl, als würde mein rechter Arm schweben. Ich dachte, wenn sich diese Schmerzfreiheit wirklich im ganzen Körper ausbreiten würde, wie von Professor Bauer vorhergesagt, dann wird man mich am Boden festketten müssen, damit ich nicht wegfliege!

Dennoch war ich skeptisch. Ich dachte: Kunststück, dass der rechte Arm schmerzfrei ist. Durch den Verband ist er ja unbeweglich. Die Schmerzen werden schon noch wiederkommen, sobald ich den Arm wieder richtig bewegen kann.

Professor Bauer verbot mir strikt das Tippen mit zehn Fingern am PC, und zwar für sechs Wochen. Dies war für mich, da ich täglich Texte am PC erstelle, die härteste Prüfung. Ich hielt mich an sein Verbot ganze zwei Wochen lang, versuchte es aber dann mit langsamem Tippen ohne viel Druck mit nur zwei Fingern. Aber schon nach drei Wochen tippte ich mit zehn Fingern wie immer. Ich hatte ein schlechtes Gewissen: So viel Aufwand, so ein hohes Risiko, gefährde ich wissentlich den Operationserfolg?

Die von Professor Bauer angeratenen Übungen führte ich eher schlampig aus. Aber als sich nun ein „Beißen" im Ellbogen einstellte, ging ich – gegen den Rat von Professor Bauer – zu meinem Krankengymnasten: Professor Bauer warnt vor krankengymnastischen Übungen, da diese meist (wegen der Ignoranz und Unwissenheit vieler Krankengymnasten) zu hart ausgeführt werden. Dies kann ich im Prinzip bestätigen. Ich habe nach der Fibromyalgie-Diagnose bei einem Kuraufenthalt in einer Reha-Klinik nicht wenige Krankengymnasten getroffen, die mich entgeistert gefragt haben: „Was soll denn das sein, eine Fibromyalgie?"

Mein derzeitiger Krankengymnast ist jedoch gut ausgebildet und weiß mehr über Fibromyalgie als mancher Arzt hierzulande. Er arbeitete eine Stunde am rechten Arm – und seither ist und blieb der Arm schmerzfrei. Aber nicht nur der rechte, auch der linke Arm ist schmerzfrei geworden – ohne Krankengymnastik!

Seit Anfang Oktober 2001 begann ich, mich um einen zweiten Operationstermin zu bemühen. Aber Professor Bauer blieb hart, erst einmal abwarten. Mitte Oktober 2001 kam es dann plötzlich fast zu einem kleinen Wunder: Die Schmerzen in beiden Beinen verschwanden. Das Gefühl, als hätte ich Nägel in den Kniegelenken, als würde jemand die Muskeln der Beine einzeln auseinanderreißen, war plötzlich weg – von einem Tag auf den anderen! Ich kann wieder Treppen abwärts laufen – vorwärts, nicht rückwärts, wie ich es mir schon angewöhnt hatte. Ich kann spontan aus dem Sitzen einfach aufstehen und loslaufen, ohne mich beim Aufstehen irgendwo festhalten zu müssen und ohne umständlich die Kniegelenke zu bewegen. Wenn ich gewusst hätte, dass dieser Zustand der Schmerzfreiheit und Beweglichkeit anhalten würde, hätte ich mir den Tag im Kalender rot angestrichen. Aber ich dachte: Das ist nur heute so, die Schmerzen werden schon noch wiederkommen.

Einige Tage später zog ich meine alten Joggingschuhe an und lief los. Und ich stellte fest, dass mir nicht die Beine rasch eine Grenze setzten, sondern dass der Kreislauf. völlig untrainiert war – kein Wunder, drei Jahre war ich wegen zunehmender Schmerzen in den Beinen nicht mehr gelaufen.

Noch immer wartete ich darauf, dass die Schmerzen wiederkehren würden. Sie kamen aber nicht mehr zurück. Irgendwann Mitte November hatte ich es begriffen. Jetzt erst merkte ich, wie sehr die Schmerzen auch meinen seelischen Zustand beeinträchtigt hatten, wieviel fröhlicher und zuversichtlicher ich mich nach der Behandlung fühlte,

und wie ich mich allmählich an den Gedanken gewöhnte, dass die Schmerzen nicht mehr wiederkommen würden.
Die Schlafstörungen aber sind bisher geblieben. Deshalb suchte ich die Charité auf, um mich dort um eine Therapie zu bemühen. Ich erschien zur rheumatologischen Untersuchung Anfang November 2001. Wie ihre Fachkollegen und -kolleginnen zuvor prüfte die Oberärztin die berühmten 18 Tenderpoints, die für die Fibromyalgie kennzeichnend sind. Das Ergebnis war niederschmetternd bzw. überwältigend für die Rheumatologen – je nach Sichtweise. Von 18 Tenderpoints reagierte ich nur noch auf drei oder vier! Eine Aufnahme in die rheumatologische Tagesklinik war deshalb nicht gerechtfertigt. Bezeichnend für meinen jetzigen weitgehend schmerzfreien Zustand war die völlig verblüffte Feststellung der Oberärztin: „Nach den geltenden Kriterien sind Sie die erste Fibromyalgiepatientin, die ich als geheilt bezeichnen muss!"

Neue Hoffnung durch neue Denkansätze

Eine bloße Beobachtung zu machen und die richtigen Schlüsse zu ziehen sind offensichtlich sehr unterschiedliche Dinge. Beides gleichzeitig gelang etwa den Ärzten Alexander Fleming und Wilhelm Conrad Röntgen: Der eine entdeckte das lebensrettende Penicillin und der andere die Bedeutung der Röntgenstrahlung. Beide wurden für ihre Verdienste mit dem Nobelpreis ausgezeichnet und beide hatten mit Vorurteilen, Zweifeln und Anfeindungen zu kämpfen, bevor die bahnbrechende Bedeutung ihrer Entdeckungen anerkannt worden ist.

In diesem Buch habe ich Ihnen die gegenwärtig verfügbaren Informationen über Diagnose und Therapie sowie die Ursachen der Fibromyalgie vorgestellt. In diesem Buch habe ich Sie auch mit der neuen Methode der Quadrantenschmerz-Intervention vertraut gemacht – eine Methode, die aus der Beobachtung bestimmter Phänomene der Fibromyalgie, anatomischen Erkenntnissen und chinesischem Heilwissen entwickelt worden ist und die vielen Fibromyalgie-Patienten wirksam geholfen hat, dauerhaft von ihren Beschwerden befreit zu werden.

Als Betroffener und chronisch leidender Mensch haben Sie mit Hilfe all dieser Informationen die Möglichkeit, sich ein eigenes Urteil zu bilden und Ihre eigene Entscheidung zu treffen. Vielleicht können auch Sie neue Hoffnung aus diesem neuen Denkansatz dieser neuen Behandlungsmethode schöpfen: die Perspektive eines neuen Lebens ohne Fibromyalgie.

Fibromyalgie ist eine Erkrankung, die viele Rätsel aufgibt – die Heilkunde muss ungewöhnliche Wege gehen, um sie zu lösen.

Glossar

Acetylsalicylsäure ASS, Schmerzmittel (Analgetikum). Der eigentliche Wirkbestandteil ist Salicylat. ASS lindert Schmerz, senkt Fieber (antipyretisch) und ist antientzündlich (antiphlogistisch) wirksam. ASS wirkt auch Blut verdünnend.

ACR The American College of Rheumatology.

ADP Adenosindiphosphat. Nukleotid aus Adenin, Ribose und zwei miteinander verknüpften Phosphorsäureresten. Nimmt reversibel Phosphor auf und wird zu ATP (Adenosintriphosphat) umgesetzt. Stellt gemeinsam mit ATP eine Schlüsselsubstanz der biologischen Energieübertragung dar.

Akupressur Der Akupunktur verwandtes Verfahren, bei dem durch kreisende Bewegungen der Fingerkuppen über bestimmten Körperstellen Schmerzen oder Beschwerden günstig beeinflusst werden können.

Akupunktur Nadelbehandlung. Aus der chinesischen Medizin stammende Methode zur Beeinflussung von Organkrankheiten und zur Ausschaltung von Schmerzempfindungen (Anästhesie) mit Hilfe von Nadeln aus Edelmetallen, mit denen bestimmte Hautstellen punktiert werden.

Aminosäuren Organische Verbindungen, bestehend aus Kohlenstoff-, Wasserstoff-, Sauerstoff-, Stickstoff- und gelegentlich Schwefelatomen. Wichtigste Bausteine der Eiweißkörper (Proteine).

AMP Adenosinmonophosphat, Schlüsselsubstanz der biologischen Energieübertragung.

ANA Antinukleärer Antikörper.

Analgetika Schmerzmittel. Die stärksten Schmerzmittel sind Morphin und die daraus abgeleiteten Verbindungen (Opiate, Opioide).

Anamnese Ärztliche Befragung des Patienten, wobei vor allem nach Beginn und Verlauf der akuten Beschwerden sowie nach der Vorgeschichte der Krankheit, etwa familiären Dispositionen, gefragt wird.

Anatomie Lehre vom Bau und Zustand des menschlichen Körpers und seiner Gewebe und Organe, auf der Leichenzergliederung zu wissenschaftlichen Zwecken basierendes medizinisches Lehrfach.

Antidepressiva Mittel gegen Depression.

Antigen Körperfremder Eiweißstoff, der den Körper zur Bildung von Antikörpern anregt, die Fremdstoffe unschädlich machen.

Antikörper Eiweiß, das im Körper als Reaktion auf Kontakt mit einem Antigen produziert wird. Antikörper bestehen aus Proteinen, befinden sich im Blut und neutralisieren Fremdkörper (etwa Bakterien, Viren).

Aponeurose Muskelhaut, Muskelhülle.

Arteria tibialis posterior Hintere Schienbeinarterie.

Arthralgie Gelenkschmerzen, zumeist verursacht durch rheumatische Erkrankungen.

Arthritis Gelenkentzündung.

Arthrose Erkrankung eines Gelenkes, die nicht auf akuter Entzündung, sondern auf degenerativen Veränderungen oder Gekenkverschleiß beruht.

Asthenie Allgemeine Kraftlosigkeit, sowohl körperliche als auch psychische Schwächezustände.

ATP Adenosintriphosphat, Adenosintriphosphorsäure. Das energiereiche Molekül ATP ist der universelle Energieträger des Körpers. Muskeln verbrauchen ATP, um zu kontrahieren, Neuronen, um Signale zu übertragen. Die Energie wird frei, wenn in den Zellen eine der drei Phosphatgruppen vom ATP abgespalten wird; zurück bleibt Adenosindiphosphat (ADP).

Autoantikörper Abwehrzellen, die sich gegen körpereigenes Gewebe richten.

autosomal Zu einem Autosom gehörend (Gegensatz: gonosomal, zu einem Geschlechtschromosom gehörend).

Benzodiazepin Zentral wirksame Substanz, Tranquilizer. Benzodiazepine wirken angst- und spannungslösend, beruhigend, muskelentspannend und krampflösend.

Biofeedback Verfahren, physiologische Veränderungen des Körpers während der Durchführung von Entspannungsübungen objektiv zu messen und sie dadurch der bewussten Wahrnehmung des Patienten zugänglich zu machen.

Bl. Abkürzung für Blasenmeridian.

Blutplättchen Thrombozyten. Protoplasmastückchen von etwa 3,5 Mikrometer Durchmesser, die von großen Zellen im Knochenmark abstammen (Megakaryozyten). Pro Kubikmillimeter Blut werden 200 000 bis 500 000 Blutplättchen gezählt.

Blutsenkung (BSG), Blutkörperchen-Senkungsgeschwindigkeit, Maß für die Geschwindigkeit, mit der sich rote Blutkörperchen in ungerinnbar gemachtem Blut absetzen. Bei Entzündungen, Tuberkulose oder Krebs kann die Blutsenkungsgeschwindigkeit abnorm erhöht sein.

B-Lymphozyten Zum Immunsystem gehörende spezielle Abwehrzellen.

Borreliose Durch Infektion mit Borrelia-Bakterien verursachte Krankheit.

Bursitis Schleimbeutelentzündung. Serös, fibrinös, eitrig oder schwerstgradig nekrotisierend.

CFS Chronisches Müdigkeitssyndrom (Chronic Fatigue Syndrome).

Chlamydien Im Inneren von Zellen lebende, mit Bakterien verwandte Mikroorganismen, die Infektionserkrankungen verursachen können. Drei Arten sind für den Menschen als Krankheitserreger von Bedeutung.

- *C. pneumoniae* verursacht chronische Atemwegsinfektionen, möglicherweise gibt es eine Mitbeteiligung an der Entstehung der Herzkranzgefäßerkrankungen.
- *C. psittaci* ist der Erreger der Ornithose beim Menschen.
- *C. trachomatis* verursacht häufig sexuell übertragbare Infektionen der ableitenden Harnwege und Geschlechtsorgane bei Frau und Mann.

Chromosom Kernschleife aus Desoxyribonukleinsäure (DNA), fadenförmiger Bestandteil jedes Zellkerns. Ein Chromosom enthält Gene und ist somit Träger der Erbanlagen. Die Anzahl der Chromosomen ist artspezifisch, beim Menschen sind es 46. Jeweils zwei der 46 Chromosomen des Menschen bestimmen das Geschlecht. Die Frau besitzt zwei X-Chromosomen, der Mann ein X- und ein Y-Chromosom.

Chronisches Müdigkeitssyndrom (CFS) Ohne erkennbare Ursache auftretende anhaltende Müdigkeit und Erschöpfung.

COX-2-Hemmer Neue, besser magenverträgliche Generation nicht steroidaler entzündungshemmender Wirkstoffe (NSAID).

C-reaktives Protein (CRP) Laborparameter für Entzündungszustände.

Depression Häufigste psychische Erkrankung mit deutlich gedrückter Stimmungslage. In Deutschland leiden etwa 10 bis 15 Prozent aller Erwachsenen zumindest gelegentlich an einer Depression. Man unterscheidet endogene Depressionen (affektive Psychose, manisch-depressive Erkrankung), psychogene Depressionen (neurotische Depression, Erschöpfungsdepression), somatogene Depressionen (Hirntumor, Schilddrüsenstörung) und Sonderformen (depressive Verstimmung, Wochenbett-, Schwangerschaftsdepression, larvierte Depression).

Di. Abkürzung für Dickdarmmeridian.

Docosahexaensäure (DHA) Essenzielle Fettsäure.

Dranginkontinenz Ununterdrückbarer Harndrang, der zur unwillkürlichen Urinentleerung führt.

EEG Abkürzung für Elektroenzephalographie.

Eicosapentaensäure (EPA) Essenzielle Fettsäure.

Elektroenzephalographie (EEG) Neurologische Untersuchungsmethode, bei der die elektrischen Potenzialschwankungen, die durch die bioelektrische Aktivität der Nervenzellen des gesamten Gehirns an der Gehirnoberfläche entstehen, gemessen werden (das Kurvenbild heißt Elektroenzephalogramm).

Endorphine Vom Körper selbst produzierte schmerzstillende Substanzen, die in ihrer Wirkung den Opiaten (Morphine) ähneln und im Gehirn gebildet werden.

Enzym Eiweißstoffe (Proteine), die als Katalysatoren biochemische Stoffwechselvorgänge und Reaktionen im Körper erleichtern und beschleunigen können. Pflanzliche und tierische Enzyme (Hydrolasen) werden seit etwa 25 Jahren auch zur medizinischen Behandlung eingesetzt.

Eosinophilie-Myalgie-Syndrom Vermehrung der Zahl der eosinophilen Elemente im Blut, wird insbesondere bei parasitären und allergischen Erkrankungen gefunden, aber auch bei Hodgkin-Krankheit, Nebennierenhormonmangel und Knochenmarkserkrankungen (myeloproliferatives Syndrom).

Epicondylus Gelenkknorren am Oberarm mit Ansatzstellen der Hand- und Fingerbeuger oder -strecker am Knochen.

Epilepsie Fallsucht, Krampfleiden, Anfallsleiden. Neurologische Erkrankung mit wiederholtem plötzlichem Auftreten von zerebralen Krampfanfällen (epileptischer Anfall). Betroffen sind etwa 0,8 Prozent der Gesamtbevölkerung.

Epstein-Barr-Virus Verursacht lebenslang bestehende Infektionen, meist ohne Beschwerden, und spielt bei Pfeifferschem Drüsenfieber und Erkrankungen des Lymphsystems eine Rolle.

Exsudation Absonderung („Ausschwitzung“) einer zellhaltigen Flüssigkeit (Exsudat) aus Gefäßwänden.

Faszie (Fascia) Meist breitflächig ausgedehnte dünne Bindegewebehülle um Muskeln oder deren sehnenartige Fortsetzungen.

Fibromyalgie (Fibromyalgie-Syndrom) Das Fibromyalgie-Syndrom (FMS) ist eine Kombination von Beschwerden (Symptomenkomplexe) mit dem Hauptsymptom allgemeiner (generalisierter) Muskelschmerz sowie zahlreichen funktionellen, vegetativen und psychischen Störungen.

Fibrositis Meist degenerative, entzündlich-rheumatische Erkrankung des Binde-, Fett-, Muskel- und Nervengewebes (Weichteilrheumatismus).

Fibula Wadenbein. Der seitliche, schmächtigere Knochen des Unterschenkels, bestehend aus einem schlanken Schaft und verdickten Endstücken.

Flavonoide Bestimmte Farbstoffe, die in der Pflanzenwelt weit verbreitet sind und die Durchlässigkeit (Permeabilität) kleinster Gefäße beeinflussen können. Etwa 2000 natürlich vorkommende Flavonoide sind bekannt. Die wichtigsten Flavonoide, die beispielsweise für die Venentherapie in Frage kommen, sind Betahydroxyethyl-Rutoside, Hesperidin, Quercetin, Rutin und Troxerutin.

Flexor Beuger, Beugemuskel (etwa Musculus flexor palmaris longus).

FMS Abkürzung für Fibromyalgie-Syndrom.

Gb. Abkürzung für Gallenblasenmeridian.

Gen Grundeinheit der biologischen Vererbung. Gene sind Teile der Desoxyribonukleinsäure (DNA) und steuern den Aufbau der Proteine.

GH Abkürzung für Wachstumshormon (growth hormon).

Glutamat Salz der Aminosäure Glutaminsäure.

- Wichtiger Botenstoff des Zentralnervensystems (Neurotransmitter) und Vorstufe des hemmenden Überträgerstoffes Gammaaminobuttersäure (GABA). Glutamat ist an der Übertragung von Reizen (zum Beispiel Schmerzsignalen) beteiligt.
- Geschmacksverstärker in der Lebensmittelherstellung.

GPT (Glutamat-Pyruvat-Transaminase) Monolokuläres Enzym im Zytoplasma der Gewebezellen bzw. Laborparameter für die Leberfunktion.

Hepatitis (Gelbsucht) Meist virusbedingte Entzündung der Leber. Die verschiedenen Hepatitiserreger unterscheiden sich sehr, man bezeichnet sie jeweils mit den Buchstaben A bis G.

Herpes Entzündungsartige Erscheinung der Haut und Schleimhäute, die durch die Bildung kleiner flüssigkeitsgefüllter Bläschen, die in Gruppen angeordnet sind, gekennzeichnet ist. Der Erreger ist ein Virus, das bei vielen Menschen in der latenten Phase vorhanden ist.

Herzklappenfehler Angeborene oder erworbene, akute oder chronische Erkrankung einer Herzklappe mit Störung ihrer Funktion im Sinne einer Stenose beziehungsweise einer Schwäche (Insuffizienz) oder als Kombination von beiden. Die häufigste Ursache der erworbenen Klappenerkrankungen ist die rheumatische Karditis im Rahmen eines rheumatischen Fiebers. Meist ist die Mitralklappe isoliert befallen. Rheumatische Veränderungen führen zu Stenose oder Insuffizienz der Aortenklappe. In etwa der Hälfte der Fälle liegt ein gleichzeitiger Befall von Mitral- und Aortenklappe vor.

Hirnanhangdrüse (Hypophyse) Das endokrine Organ, das an der Hirnbasis in einer Höhlung der knöchernen Schädelbasis (Türkensattel des Keilbeins) liegt, ist durch einen Stiel mit dem Zwischenhirn verbunden und besteht aus einem Vorderlappen, einem Zwischenlappen und einem Hinterlappen. Die Hypophyse ist ein übergeordnetes Steuerorgan vieler körperlicher Funktionen (etwa Ausschüttung von Wachstumshormonen, Beeinflussung der Bildung von Geschlechtshormonen).

HIV (Human Immune Deficiency Virus) Das HIV ist der Überträger von AIDS. Der Erreger gehört zur Klasse der so genannten Retroviren.

HIV-Infektion Infektion mit Hi-Viren, die die Immunschwächekrankheit AIDS verursachen können.

Hormon Körpereigene Botenstoffe, die von unterschiedlichen Drüsen im Körper gebildet werden. Sie werden in das Blut abgegeben und erreichen so ihre Bindungsstellen an den Organen und steuern dort verschiedene Stoffwechselprozesse.

Hypericum perforatum Johanniskraut, pflanzliches Heilmittel, das zur Behandlung von Depression und depressiver Verstimmung eingesetzt wird.

Hypnose Suggestiv bewirkter schlafähnlicher Trancezustand, in dem bestimmte Aufträge erteilt werden können, die erst später (posthypnotisch) ausgeführt werden.

Hypochondrie Zwanghafte Angst, dass verschiedene unbedeutende körperliche Gefühle der Anfang ernster Krankheiten sind.

Hypophyse siehe Hirnanhangdrüse.

Hypothalamus Unterster Teil des Zwischenhirns, der mit der Hirnanhangdrüse in engem Kontakt steht. Der Hypothalamus kontrolliert zahlreiche wichtige Körperfunktionen (Körpertemperatur, Wasserhaushalt, Hormonspiegel, Wach- und Schlafzyklus, Blutkreislauf).

Hypothyreose Schilddrüsenunterfunktion, verminderte Abgabe von Schilddrüsenhormon. Ursache hierfür sind mangelndes oder von Geburt an fehlendes Schilddrüsengewebe oder in fortgeschrittenem Lebensalter Jodmangel.

IGF-1 Insulinartiger Wachstumsfaktor 1.

Immunglobulin Gammaglobulin. Als Antikörper der spezifischen körpereigenen Abwehr dienende Plasmaproteine, die wegen ihrer geringen Wanderungsgeschwindigkeit in der Eiweißelektrophorese früher in der scheinbar einheitlichen Gammaglobulin-Fraktion zusammengefasst wurden. Aufgrund ihrer Struktur werden die Immunglobuline heute verschiedenen Gruppen zugeordnet und mit Zusatzbuchstaben gekennzeichnet (IgA, IgD, IgE, IgG und IgM).

Immunologie Wissenschaft von der Immunität des menschlichen Organismus und den damit zusammenhängenden spezifischen Erkennungs- und Abwehrreaktionen.

Interstitielles Zystitissyndrom Wahrscheinlich auf einer Entzündung der Harnblase beruhender Krankheitszustand unklarer Ursache.

Iontophorese Reizstrom, Elektrotherapieverfahren, das Gleichstrom benutzt, um Arzneistoffe verstärkt in die Haut einzubringen. Der Arzneistoff muss wasserlöslich sein und als geladenes Teilchen (Ion) vorliegen.

Karpaltunnelsyndrom Medianuskompressionssyndrom, Funktionsstörung im Endast des Nervus medianus in Höhe des Karpaltunnels am Handgelenk durch Druckwirkung mit anschließendem Schwund der Daumenballenmuskulatur.

Kava-Kava (*Piper methysticum*, Rauschpfeffer) Auf polynesischen Inseln vorkommendes, mehrere Meter hohes Strauchgewächs mit gestielten breitovalen Blättern, aus der Familie der Pfeffergewächse (Piperaceae). Kava-Kava-Wurzelstock enthält Kavalaktone, die muskelentspannend, beruhigend, stimmungsaufhellend und zentral dämpfend wirken bei psychischer Labilität, Antriebs-, Leistungs- und Konzentrationsschwäche sowie zur Verbesserung der Schlafqualität eingesetzt werden.

Kernspintomographie (MRT, NMR) Bildgebendes Verfahren zur Diagnose von Erkrankungen. Das Prinzip dieses Verfahrens beruht auf der Drehung der Kerne der Wasserstoffatome (Kernspin).

Kollagenose Zu den Autoimmunkrankheiten und entzündlichen Bindegewebeerkrankungen zählender Krankheitstyp. Dabei richtet sich das Immunsystem gegen eigene Faserproteine (meist entzündlich-rheumatische Erkrankungen).

Kortison Hormon der Nebennierenrinde, das unter anderem entzündungshemmend wirkt. Diese Eigenschaft macht Kortison zu einem Arzneimittel, das etwa bei Rheuma und Gelenkentzündungen angewendet werden kann.

Kreatinin Endprodukt des Muskelstoffwechsels, entsteht aus dem Energielieferanten Kreatinphosphat, wird in das Blut abgegeben und über die Nieren mit dem Urin ausgeschieden. Der Kreatininwert im Blut ist ein guter Maßstab zur Beurteilung der Filtrationsfähigkeit der Nieren (Kreatinin-Clearance).

Kung-Fu Asiatische Kampfsportart.

L-Carnitin L-Carnitin weist eine ähnliche chemische Struktur wie Vitamin B auf. Im Körper werden zwei Carnitin-Formen produziert, L- und D-Carnitin, wobei L-Carnitin und Acetyl-L-Carnitin die biologisch aktiven Formen sind. Biologisch aktives L-Carnitin kann auch mit tierischen Nahrungsmitteln oder in Form eines Nahrungsergänzungsmittels vom Körper aufgenommen werden. Die wichtigste Aufgabe von L-Carnitin ist der Transport von Fettsäuren in die Muskulatur. Fettsäuren dienen als Kraftstoff für Muskelarbeit. Vor allem profitiert auch die Energieversorgung des Herzmuskels von L-Carnitin. Aus diesem Grund führt L-Carnitin-Mangel zu einem Fettsäuredefizit beziehungsweise zu körperlicher Leistungsschwäche und rascher Ermüdung.

Le. Abkürzung für Lebermeridian.

Liquor Liquor cerebrospinalis, Gehirn-Rückenmark-Flüssigkeit, von den Plexus choroidei gebildet, in den Liquorräumen zirkulierend und vorwiegend in Paccioni-Granulationen resorbiert. Klar, farblos, eiweißarm, fast zellfrei. Dient zum Schutz des zentralen Nervensystems vor mechanischer Verformung und dem schnellen Druckausgleich im Liquorsystem.

Lu. Abkürzung für Lungenmeridian.

Lyme-Borreliose (Lyme-Krankheit) Nach der amerikanischen Ortschaft Lyme benannte infektiöse Erkrankung, die durch den bakteriellen Erreger *Borrelia burgdorferi* verursacht und durch Zeckenbiss übertragen wird.

Manie Psychische Störung mit gehobener Stimmung, Antriebssteigerung, Denkstörungen und Selbstüberschätzung. Manische Phasen treten entweder in unregelmäßigem Wechsel mit depressiven Phasen bei einer bipolaren affektiven Störung (manisch-depressive Erkrankung) oder seltener als isolierte manische Episode auf. Manieähnliche Symptome kommen bei Schizophrenie oder nach Drogenkonsum (etwa Kokain) vor.

MAO-Hemmer Monoaminooxidase-Hemmer. Ein Stoff, der das Ferment Adrenalin und entsprechende Verbindungen abbaut und unwirksam macht. Entsprechende Wirkstoffe können bei Depression eingesetzt werden.

Methionin Schwefelhaltige Aminosäure, die als Überträger von Methyl im Zellstoffwechsel von Bedeutung ist.

Migräne Anfallsartige Erscheinung heftiger, meist halbseitiger, pochender Kopfschmerzen ungeklärter Ursache, häufig von Übelkeit und Überempfindlichkeit gegen Geräusche und Sonnenlicht begleitet. Der Anfall tritt vielfach nach einer Anspannung oder während der Entspannung auf.

Mitochondrium Im Zellplasma liegende ovale Körnchen, oft stäbchen- oder fadenförmig aneinanderliegend, „Energiefabrik" der Zelle.

Morbus Bechterew Spondylarthritis ankylopoetica. Chronisch-entzündliche Wirbelsäulenerkrankung, die zu einer charakteristisch nach vorne verkrümmten Körperhaltung durch Wirbelsäulenversteifung führen kann.

Morphologie Wissenschaft von der äußeren Gestalt, den Strukturen und dem inneren Aufbau des Organismus.

MP Abkürzung füt Milz-Pankreas-Meridian

MSM (Methyl-Sulfonyl-Methan) MSM ist ein Transportmolekül für elementaren Schwefel, eine gut verwertbare Quelle essenzieller Schwefelstoffe, die zur Synthese der Aminosäuren Methionin und Cystin sowie von Serumproteinen gebraucht werden. Viele Peptidhormone, etwa das Zuckerhormon Insulin, zahlreiche Eiweißstoffe (Proteine) und Enzyme benötigen gleichfalls Schwefel, um richtig funktionieren zu können. Proteine sind vor allem für den Zellstoffwechsel sowie die Gewebesynthese erforderlich. Im ganzen Körper kann ohne MSM-Monomere kein gesundes und funktionsfähiges Weichteil- und Bindegewebe aufgebaut werden.

Multiple Sklerose (MS, Encephalomyelitis disseminata, ED) Chronisch-entzündliche Erkrankung des zentralen Nervensystems (ZNS), die mit herdförmigem Verlust der Nervenfaserumhüllungen (Markscheiden) verbunden ist. Die Krankheit tritt bevorzugt im 20. bis 40. Lebensjahr auf, Frauen sind häufiger betroffen als Männer. Die Ursache ist bisher noch nicht sicher geklärt, Autoimmunvorgänge sind wahrscheinlich.

Muskelrelaxanzien Arzneimittel zur Muskelentspannung.

Muskeltonus Spannungszustand des ruhenden Muskels, der unter anderem die aufrechte Haltung des Körpers ermöglicht.

Muskulus supinator Speichenmuskel am Vorderarm.
Myogelose Muskelhartspann, schmerzhafte Knötchen in der Muskulatur (z. B. bei rheumatisch bedingten Muskelerkrankungen).
Myoklonus Muskelkrampf, Schüttelkrampf, kurze anfallsweise auftretende Zuckungen der Muskeln, meist bei Erkrankungen des zentralen Nervensystems.
Natriumkanäle Auf der Zellwand befindliche Strukturen, die für den Zellstoffwechsel von großer Bedeutung sind.
Nebenniere (Glandula suprarenalis) Paarige auf dem oberen Nierenpol aufsitzende Hormondrüsen. Man unterscheidet Nebennierenmark (Medulla glandulae suprarenalis) und Nebennierenrinde (Cortex glandulae suprarenalis). Die zentrale Marksubstanz produziert Adrenalin, die Rinde Kortison.
Nervus radialis Motorisch-sensibler Nerv des Ober- und Unterarmes.
Nervus tibialis Motorisch-sensibler Nerv des Unterschenkels.
Neurasthenie Historischer Begriff für nervöse Erschöpfung.
Neurohormone Hormone, die im Zwischenhirn gebildet und im Hinterlappen der Hirnanhangdrüse gespeichert und nach Bedarf freigegeben werden bzw. Hormonstoffe, die zur Übertragung der Nervenerregung dienen (Neurotransmitter).
Neuron Nervenzelle mit all ihren Ausläufern. Die Gesamtheit der Neurone bildet den funktionell bedeutenden Teil des Nervensystems.
Neuroplastizität „Lernfähigkeit" des Nervensystems, die etwa für die Chronifizierung von Schmerzen ein große Rolle spielt.
Neurotransmitter Chemischer Stoff, der für die Übertragung eines Impulses von einer Nervenzelle zur anderen erforderlich ist.
Ni. Abkürzung für Nierenmeridian.
Non-REM-Phase Schlafphase ohne rasch zuckende Lidbewegungen (REM).
Noradrenalin Norepinephrin. Überträgersubstanz des sympathischen Nervensystems, die in Nerven und Ganglien des Sympathikus, im Nebennierenmark und in vegetativen Zentren des Hirnstamms, insbesondere im Hypothalamus, vorkommt. Die hauptsächliche Wirkung ist eine vor allem arterioläre Gefäßverengung mit Erhöhung des systolischen und diastolischen Blutdrucks, während die Herzfrequenz und das Herzminutenvolumen durch Noradrenalin, im Gegensatz zu Adrenalin, nicht erhöht werden. Die erschlaffende Wir-

kung auf die glatten Muskeln der Bronchien und des Darms ist, ebenso wie die muskelkontrahierende Wirkung an einigen Organen, jeweils geringer als die von Adrenalin.

NSAID Nicht steroidale antientzündliche Wirkstoffe (non-steroidal antiinflammatory drugs), Schmerzmittel mit entzündungshemmenden Eigenschaften.

NSAR Nicht steroidale Antirheumatika, Schmerzmittel mit entzündungshemmenden Eigenschaften.

Ohrensausen Ohrgeräusche, Tinnitus. Hören von Geräuschen, ohne dass ein Geräuschstimulus zugrunde liegt, oder das Hören von Geräuschen, die im eigenen Körper produziert werden, die auch für andere hörbar gemacht werden können.

Omega-3-Fettsäuren Essenzielle Fettsäuren.

Opioide Opiate. Häufig für halb- und vollsynthetisch hergestellte Arzneistoffe mit morphinartiger Wirkung.

Osteoporose Knochenstoffwechselerkrankung unbekannter Ursache. Erkrankung des gesamten knöchernen Skeletts, bei der sich die Knochenmasse verringert, die mikroarchitektonische Qualität des Knochengewebes verschlechtert und die Knochenbrüchigkeit zunimmt.

- Postmenopausale Osteoporose (Typ-I-Osteoporose): bei Frauen nach Beginn der Wechseljahre (Menopause) im 50. bis 70. Lebensjahr auftretende Osteoporose.
- Senile Osteoporose (Typ-II-Osteoporose): Die „Altersosteoporose“ tritt bei beiden Geschlechtern nach dem 70. Lebensjahr auf.
- Inaktive Osteoporose: Knochenabbau, ohne dass Betroffene etwas davon bemerken.
- Primäre Osteoporose: Die Ursache der Osteoporose ist unbekannt (idiopathisch) oder sie geht auf das Zusammenwirken vieler Faktoren (multifaktoriell) zurück.

Palpation Untersuchung durch Abtasten und Befühlen (etwa der Leber, Niere, Eingeweide).

Pe. Abkürzung für Perikardmeridian.

Pean Chirurgische Klemme.

Penetranz Manifestationshäufigkeit, etwa eines Gens, ausgedrückt in Prozent der Merkmalsträger, oder einer Infektionskrankheit.

Phospholipid Untergruppe der Fette (Lipide), physiologisch sehr wichtiger Bestandteil der Zellmembran, häufig im Nervengewebe.
Phytosterol Pflanzliches Sterin (etwa Myko-, Ergo-, Stigmasterin, Saponine sowie Cardenoid-Verbindungen). Phytosterin befindet sich überwiegend in Pflanzensamen und -ölen und trägt zur Senkung des Blutcholesterinspiegels bei, da weniger Nahrungscholesterin im Darm resorbiert wird.
Plantaraponeurose Aponeurosis plantaris, Sehnenplatte der Fußsohle.
Plazebo Unwirksamer Stoff, der einem Medikament in Aussehen und in Geschmack gleicht, um bei Tests festzustellen, ob ein Medikament gegenüber dem Plazebo eine Wirkung besitzt oder nicht.
Plazebopunkte Nicht druckschmerzhafte Kontrollpunkte (im Gegensatz zu Tenderpoints) an der Stirn, am distalen Unterarm und seitlich am Fibulaköpfchen.
Polymyalgia rheumatica Schmerzhafte Erkrankung der Schulter-Oberarm- und Beckengürtel-Oberschenkel-Muskulatur, die bevorzugt bei Frauen im höheren Lebensalter auftritt und auf einer systemischen Gefäßerkrankung beruht.
Pronation Einwärtsdrehung der Gliedmaßen, Bewegung der Gliedmaßen um ihre Längsachse nach innen.
Prostaglandin Hormonähnliche Substanz und körpereigener Überträgerstoff (Mediator), der in Samenflüssigkeit, Lunge, Menstruationsblut, Thymus, Pankreas und Niere vorkommt und unterschiedliche Effekte verursacht (etwa blutdrucksenkend und blutdruckerhöhend).
Qi-Gong Heilgymnastisch-meditative Entspannungstechnik der traditionellen chinesischen Medizin (Qi = Atem, Fluss, Energie; Gong = Übung oder Fähigkeit), die im Liegen, Sitzen und Stehen sowie im Wechsel zwischen Ruhe und Bewegung durchgeführt wird. Konzentration, Bewegung und Atmung werden geschult, innerliche Blockaden gelöst, Selbstheilungskräfte aktiviert, und die Psyche wird gestärkt.
Raynaud-Syndrom Symptomenkomplex mit typischem dreiphasigem Verlauf: Ischämie (blasse, kalte, gefühllose Finger), Zyanose (Kapillaren und Venolen erweitern sich beziehungsweise füllen sich mit sauerstoffarmem Blut), Röte (der gelöste Arterienspasmus verursacht Hyperämie, Hyperhidrose und Schmerz). Bevorzugt treten diese Erscheinungen an solchen anatomischen Stellen auf, wo ein arteriovenöses Kapillarnetz anzutreffen ist (Extre-

mitäten und übrige Akren wie Finger, Zehen oder Nasenspitze). Das Krankheitsbild kann bis zu Ulzerationen an den Fingerspitzen und Zehen oder seltener einer Gangrän (digitus mortuus) sowie einer Akroosteolyse führen.

Reizblase Reizzustand der Harnblase mit Hypertonie, Tenesmen und gesteigerter Miktionsfrequenz, etwa bei einer Entzündung, nach endovesikaler Strahlentherapie, als vasoneurotische Störung oder funktionelle Schrumpfblase.

Reizdarm-Syndrom Colon irritabile, Reizkolon, Darmfunktionsstörung ohne fassbare organische Ursache, die häufig Frauen betrifft.

Relaxation Entspannung.

REM (= rapid eye movements) Rasch zuckende Lidbewegungen während der Tiefschlafphase.

Restless-Legs-Syndrom Syndrom der „unruhigen Beine". Symmetrisch auftretende Missempfindungen (Parästhesien) besonderer Art, die in der Tiefe der Weichteile oder in den Knochen der Unterschenkel lokalisiert werden können. Symptomatisch kennzeichnend ist der unwiderstehliche Bewegungsdrang der befallenen Extremitäten. Da die Beschwerden häufig am Abend oder kurz nach dem Zubettgehen einsetzen und oft mit nur kurzen Remissionen stundenlang anhalten können, verursacht das Restless-legs-Syndrom oft anhaltende Schlaflosigkeit. Ursachen sind vor allem Stoffwechselstörungen mit sekundärer Polyneuropathie.

Rezeptor Bindungsstelle für körpereigene Botenstoffe (etwa Hormone), mit denen der Körper verschiedene Funktionen der Organe steuern kann. Es gibt viele verschiedene Arten von Rezeptoren, die jeweils mit ganz speziellen Substanzen reagieren.

Rheumaserologie Spezielle Blutuntersuchungen zur Identifizierung einer rheumatischen Erkrankung.

Rheumatoide Arthritis (RA) primär oder progrediente chronische Polyarthritis, chronische Polyarthritis (cP). Chronisch-entzündliche, häufig schubweise verlaufende Erkrankung des Binde-, Stütz- und Muskelgewebes, vor allem der Gelenkinnenhaut und gelenknahen Strukturen (etwa Schleimbeutel).

Sedativum Beruhigungsmittel, Tranquilizer. Benzodiazepine sind häufig eingesetzte sedierende Substanzen.

Serotonin Neurotransmitter. In Thrombozyten, Nervenzellen des Gehirns und Zellen der Darmschleimhaut vorkommendes Neurohormon. Serotonin ist ein Gewebehormon, das als Neurotransmitter im Sinn der Peristaltikanregung, der Vasodilatation beziehungsweise Vasokonstriktion (dosisabhängig) und der Muskeltonussteigerung wirksam ist. Die vermehrte Freisetzung durch Rauwolfia-Alkaloide und die Blockade des Serotoninabbaus mit Hilfe von MAO-Hemmern werden zur Behandlung von Depressionen eingesetzt.

Serotonin-Wiederaufnahmehemmer SSRI, Antidepressivum.

Sexualhormone Geschlechtshormone, Hormone der Keimdrüsen. Die männlichen Sexualhormone werden vor allem in den Hoden, die weiblichen vor allem in den Eierstöcken erzeugt. Die wichtigsten weiblichen Geschlechtshormone sind Östrogene und Gestagene, das wichtigste männliche Sexualhormon ist Testosteron.

Sjögren-Syndrom Insbesondere bei Frauen während der Wechseljahre oder bei Eierstockschwäche vorkommende Erkrankung unklarer Ursache mit exkretorischer Drüsenstörung und vermehrter Austrocknung der Haut und Schleimhäute.

Sklerodermie Vermutliche Autoimmunerkrankung des Bindegewebes unbekannter Ursache, die durch eine Verhärtung (Sklerosierung) zu Schäden an der Haut, den Gefäßen und inneren Organen führt. Meist sind Frauen mittleren Alters betroffen.

Spondylitis ankylosans (oder ancylopoetica) Bechterew-Krankheit. Fortschreitende Versteifung und Verkrümmung der Wirbelsäule nach vorne unklarer Ursache durch chronische Entzündung der Wirbelgelenke und der Iliosakralgelenke, die im Bereich des Darm- und Kreuzbeins liegen.

SSRI Serotonin-Wiederaufnahmehemmer, Antidepressivum.

Subkutis Unterhaut.

Supination Auswärtsdrehung der Unterarme beziehungsweise Unterschenkel um ihre Längsachse (Gegensatz: Pronation).

Synapse Ort, an dem zwei Nervenzellen miteinander in funktionellen Kontakt treten.

- Axodendritische Synapse: Kontaktstelle zwischen Axon und Dendrit.
- Axosomatische Synapse: Kontaktstelle zwischen Axon und Zellkörper.
- Axo-axonale Synapse: Kontaktstelle zwischen zwei Axonen.

Syndrom Krankheitszustände, deren Ursache unbekannt ist bzw. nicht benannt werden kann. Gruppe von Krankheitszeichen (Symptome), die bei einem bestimmten Krankheitsbild typischerweise auftreten.

Syndrom der ruhelosen Beine Restless-Legs-Syndrom.

Systemischer Lupus erythematodes (SLE, LED) Generalisierte, oft schwere entzündliche Autoimmunerkrankung der Haut und des Gefäßbindegewebes, die praktisch alle Organe schädigen kann. Betroffen sind fast nur Frauen mit einem Altersgipfel im dritten Lebensjahrzehnt. Die chronische Form beginnt mit roten, münzengroßen, scharf umschriebenen, leicht infiltrierten Herden, die vorzugsweise auf den unbedeckten Hautteilen vorkommen, vor allem auf dem Nasenrücken, den Wangen, der Stirn und den Händen. Häufig bilden die Herde im Gesicht eine schmetterlingsförmige Figur. Die Herde zeigen fortschreitende Schuppung.

- Häufig vorkommende, chronische, nur die Haut betreffende Form (Erythematodes chronica).
- Seltene akute Erkrankung, die mit Komplikationen innerer Organe einhergeht.

Tachykardie Herzjagen, beschleunigte Herzschlagfolge. Eine Tachykardie liegt beim Erwachsenen dann vor, wenn die Kammerfrequenz 100 Schläge pro Minute oder mehr beträgt.

Tai-Qi-Quan Chinesisches „Schattenboxen", Kampfsportart bzw. Gymnastik.

Tannin Gerbstoff.

TCA Abkürzung für trizyklische Antidepressiva.

Tenderpoints Topografisch fest definierte Punkte auf beiden Körperhälften über Muskel- und Sehnenansätzen sowie auch Gelenken. Die Mehrheit der 18 definierten Tenderpoints sind in der Regel nur bei Menschen mit Fibromyalgie-Syndrom druckschmerzhaft.

Tendinitis Schmerzhafte Sehnenentzündung. Führt zu degenerativen Veränderungen der Sehnenfasern, auch zur Nekrose und Kalkeinlagerung.

Tendomyogelose Reflektorische Eigenschaftsveränderung der Muskulatur, die im Rahmen des Blockierungseffekts auftritt. Es kommt zu erhöhtem muskulärem Spannungszustand (hypertone Tendomyosen) und vermindertem muskulärem Spannungszustand (hypotone Tendomyosen).

Tendovaginitis Sehnenscheidenentzündung, Entzündung und Verdickung des fibrösen Sehnenscheidengewebes.

Thrombose Blutgerinnsel in einem Gefäß, das zu einer teilweisen oder vollständigen Verstopfung des Gefäßes führt. Thrombosen kommen häufig in den Beinen vor. Thrombosen in tiefer gelegenen Venen (Phlebothrombose) verursachen weniger Beschwerden als oberflächliche Venenthrombose die Emboliegefahr ist bei tiefen Venenthrombosen jedoch erhöht. Für die Entstehung einer Thrombose sind drei Faktoren von Bedeutung: veränderte Gefäßwandbeschaffenheit, veränderte Hämodynamik, veränderte Blutzusammensetzung (Virchow-Trias).

Tinnitus Ohrensausen, Ohrgeräusche. Störende ton- oder geräuschartige endogene Schallempfindung, entweder als Wahrnehmung ohrnaher Muskel- und Gelenkgeräusche oder beispielsweise von Sekretknistern oder Vibrationen.

Trapezius Musculus trapezius, „Kapuzenmuskel" zwischen Hinterhauptbein und Schulterblatt.

Trauma Verletzung, Gewalteinwirkung auf Körper und/oder Psyche (etwa Schädel-Hirn-Trauma, Knochenbrüche oder Polytrauma nach Unfällen).

Triggerpoints Gut tastbare, meist strangförmige Muskelverhärtungen, die für das so genannte myofasziale Schmerzsyndrom kennzeichnend sind. Werden Triggerpoints stimuliert, kommt es zu ausstrahlenden Schmerzen bzw. zu einer umschriebenen Muskelkontraktion.

Trochanter Knochenvorwölbung am Übergang von Oberschenkelhals zum Schaft (Trochanter major).

Tumormarker Substanzen, meist Antigene gegen bestimmte Tumorzellen, die bei bestimmten Tumorarten vermehrt im Blut nachweisbar sein können.

Urinstatus Messung von Substanzen, die mit dem Urin ausgeschieden werden können, wie etwa Zucker oder Eiweiß.

Uterus Gebärmutter. Birnenförmiges, muskulöses Hohlorgan, das in der Mitte des kleinen Beckens der Frau zwischen Harnblase und Mastdarm liegt.

Venae comitantes Begleitvenen.

Vitamin B Zum Vitamin-B-Komplex gehören Vitamin B_1 (Thiamin), Vitamin B_2 (Riboflavin), Vitamin B_3 (Niacin), Vitamin B_6 (Pyridoxin), Vitamin B_{12} (Cobalamin), Folsäure, Pantothensäure und Biotin (Vitamin H). Die ausreichende Versorgung mit B-Vitaminen ist für viele lebenswichtige Organfunktionen und Stoffwechselprozesse von großer Bedeutung. Vitamin-B-Mangel kann Appetitmangel, Reizbarkeit, Müdigkeit, Schlaf- und Verdauungsstörungen, Hautprobleme, Herz-Kreislauf-Störungen, Nervenfunktions- und Hirnleistungsstörungen verursachen.

Vitamin C Antioxidans. Unterstützt oder stärkt das Nervensystem, die Immunabwehrfunktionen, den Fettstoffwechsel, die Hormon- und Enzymaktivierung, die Kollagenbildung im Bindegewebe und die Verdauung. Vitamin C schützt vor zellschädlichen körpereigenen Stoffwechselprodukten (freie Sauerstoffradikale), vor Eiweißverzuckerung in den Blutgefäßen, übermäßiger Blutfettbildung und vor Belastungen durch Umwelt- und Nahrungsschadstoffe.

Wachstumshormon (GH, STH, Somatotropin) Kontrolliert die Entwicklung der Knochen und die Produktion von Eiweiß, einem Grundbaustoff des menschlichen Organismus, und wird im Hypophysenvorderlappen gebildet.

X-Chromosom Geschlechtschromosom, die Frau besitzt zwei X-Chromosomen.

Y-Chromosom Geschlechtschromosom, Träger des Erbfaktors für das männliche Geschlecht. Der Mann besitzt ein X- und ein Y-Chromosom.

Yersinien (Yersinia) Gattung stäbchenförmiger Bakterien, die zur Gruppe der in den Eingeweiden von Mensch und Tier siedelnden Enterobakterien gehören. Die Bakterien können unterschiedliche Erkrankungen verursachen: Pest (durch *Y. pestis*) oder Entzündungen im Bauchraum (enterale Yersiniosen durch *Y. enterocolitica* und *Y. pseudotuberculosis*).

Zystitis Blasenkatarrh, Blasenentzündung, Entzündung der Blasenschleimhaut.

Zytomegalie Einschlusskörperchenkrankheit. Sehr häufig auftretende, virale Infektionskrankheit, die bei gesunden Menschen komplikationslos und meist stumm abläuft, jedoch für Ungeborene und abwehrgeschwächte Menschen sehr gefährlich sein kann. Die Zytomegalie wird durch das zu den Herpesviren gehörende Cytomegalievirus (CMV) hervorgerufen.

Service für Fibromyalgie-Patienten

Literatur zum Weiterlesen

Bauer JA: FMS – Das Fibromyalgie-Syndrom (FMS). Patienteninformation. 2002
(per Post oder Email kostenlos anfordern)
Berg PA (Hrsg.): Chronisches Müdigkeits- und Fibromyalgiesyndrom. Springer, Berlin 1999
Chaitow L: Fibromyalgia and Muscle Pain. Your Self-Treatment Guide. Thorsons, London 2001
Fransen J/Russell IJ: The Fibromyalgia Help Book. Smith House Press, Saint Paul 1996
Riegel A-M: Fibromyalgie. Fragen und Antworten aus der Sicht der chinesischen Medizin. Shaker, Aachen 2001
Teitelbaum J: From Fatigue to Fantastic. Avery, New York 2001

Wissenschaftliche Literatur

Bauer J, Heine H: Akupunkturpunkte und Fibromyalgie. Möglichkeiten chirurgischer Intervention. Biol Med 27(6) (1998) 257–261
Bauer J, Heine H: Möglichkeiten chirurgischer Intervention bei fibromyalgischen Beschwerden (Rücken und untere Extremitäten). Beziehungen zu Akupunkturpunkten. Biol Med 28(3) (1999) 135–141
Bauer J, Heine H: Akupunkturpunkte und Quadrantenschmerz. Diagnostisches Vorgehen und kausale Zusammmenhänge. Biol Med 29(6) (2000) 282–288
Beard GM: Neurasthenia of nervous exhaustion. Boston Med Surg J 80 (1869) 217–220
Heine H: Anatomische Struktur der Akupunkturpunkte. Dtsch Z Akupunktur 31 (1988) 26–30
Heine H: Lehrbuch der biologischen Medizin. 2. Aufl. Hippokrates, Stuttgart 1991

Hoerster W: Myofasziale Schmerzsyndrome. In: Th Flöter (Hrsg.): Grundlagen der Schmerztherapie. Medizin & Wissen, München 1998, S. 427–436

Melzack R et al.: Trigger points and acupuncture points for pain: correlations and implications. Pain 3 (1977) 3–23

Wolfe F et al.: The American College of Rheumatology. Criteria for the classification of fibromyalgia. Report of the multicenter criteria committee. Arthritis Rheum 33(2) (1990) 160–172

Kontakt für Betroffene und Interessierte

Prof. Dr. med. Dr. med. habil. Johann A. Bauer
Apl. Professor für die gesamte Chirurgie an der Ludwig-Maximilians-Universität München

Adresse Deutschland
Fasangartenstraße 4, 81737 München
Tel 0049-(0)89–95 700 10
Fax 0049-(0)89–95 706 28

Adresse Österreich
Kolping-Gasse 18, A-9020 Klagenfurt
Tel 0043-(0)463–51 42 70
Fax 0043-(0)463–29 80 34

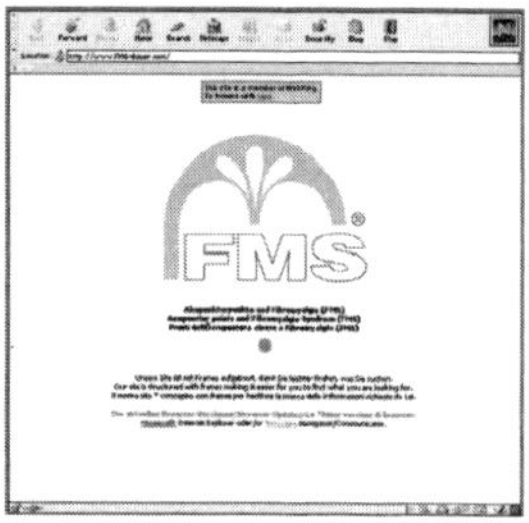

Internet:
www.FMS-Bauer.com und office @FMS-Bauer.com

Besuchen Sie meine Website, die über das Fibromyalgie-Syndrom, über Symptome, Diagnosemöglichkeiten und die neue Behandlungsmethode informiert. Sie können Artikel zur Fibromyalgie herunterladen sowie die Erfolgsstatistik der bisher behandelten Patienten und Patientengeschichten lesen. Fragen und Antworten zur Fibromyalgie finden sich ebenso wie eine Email-Kontaktmöglichkeit. Bestellen Sie einfach kostenlos die Patienteninformations-Broschüre per Email und informieren Sie sich über das Fibromyalgie-Syndrom, Akupunkturpunkte und Quadrantenschmerz sowie die Quadrantenschmerz-Intervention.

Weitere nützliche Kontaktadressen

FMS-Patientenhilfe für Deutschland e. V.
Liselotte Matauschek, Präsidentin
Steinachstraße 2, D-97082 Würzburg
Tel 0049-(0)931–452 89 20, Fax 0049-(0)931–452 89 21

FMS-Patientenhilfe für Österreich e. V.
Uferstraße 102, A-7201 Neudörfl
Tel 0043-(0)2622–77083

Association Suisse des Fibromyalgiques
Postfach 25, CH-1732 Arconciel

Englischsprachige Internetkontakte

www.fmnetnews.com
Umfangreiche Fibromyalgie-Informationen (besteht seit 13 Jahren).

www.afsafund.org
Amerikanische Fibromyalgie-Gesellschaft (The American Fibromyalgia Syndrome (FMS) Association, Inc.).

www.fibromyalgiasupport.com
Fibromyalgie-Website mit mehr als 3.000 Artikeln und wissenschaftlichen Abstracts sowie Angeboten von Therapieprodukten und vielfältigen Kontaktmöglichkeiten.

www.fmaware.org
Amerikanische Website der National Fibromyalgia Association mit umfangreichem Angebot.

Register

Wichtiger Hinweis

Die medizinische Wissenschaft befindet sich in ständiger Entwicklung. Die Forschung an Universitäten, Kliniken und in der pharmazeutischen Industrie erbringt Tag für Tag Wissen, das in neue Behandlungsmethoden und Medikamente einfließt. Der vorliegende Ratgeber wurde mit größter Mühe und Sorgfalt geschrieben. Autor, Redaktion und Verlag können aber dennoch keine Garantie für die absolute Gültigkeit der Aussagen übernehmen. Ebenso ist eine Haftung des Verfassers bzw. des Verlages und seiner Beauftragten für Personen-, Sach- oder Vermögensschäden ausgeschlossen. Der Leser ist in jedem Fall verpflichtet, die Beipackzettel der Medikamente genau zu lesen und alle Informationen über Dosierung, Nebenwirkungen und Gegenanzeigen zu berücksichtigen. Im Zweifelsfalle ist der Arzt oder Apotheker um Rat zu fragen, wie auch andere wichtige Entscheidungen zur Behandlung immer mit dem Arzt abzusprechen sind.

Bildnachweis

Umschlagfoto: © Imagine/Corbis/Westlight
Illustrationen: Dr. med. Eberhard J. Wormer (S. 117, 118, 121 nach »Akupunktur. Lehrbuch und Atlas.« Springer 1993)

Impressum

Die Deutsche Bibliothek – CIP-Einheitsaufnahme

Ein Titeldatensatz für diese Publikation ist bei der Deutschen Bibliothek erhältlich.

Projektleitung: Franz Leipold
Redaktion und Konzept: Dr. med. Eberhard J. Wormer, München
Herstellung: Gabriele Schnitzlein
Umschlagkonzeption: Zero Werbeagentur, München
Satz: Setzerei Max Vornehm GmbH
Druck und Bindung: Clausen & Bosse, Leck

ISBN 3-426-66747-9